Heilsalben
aus Wald und Wiese

EINFACH SELBST GEMACHT

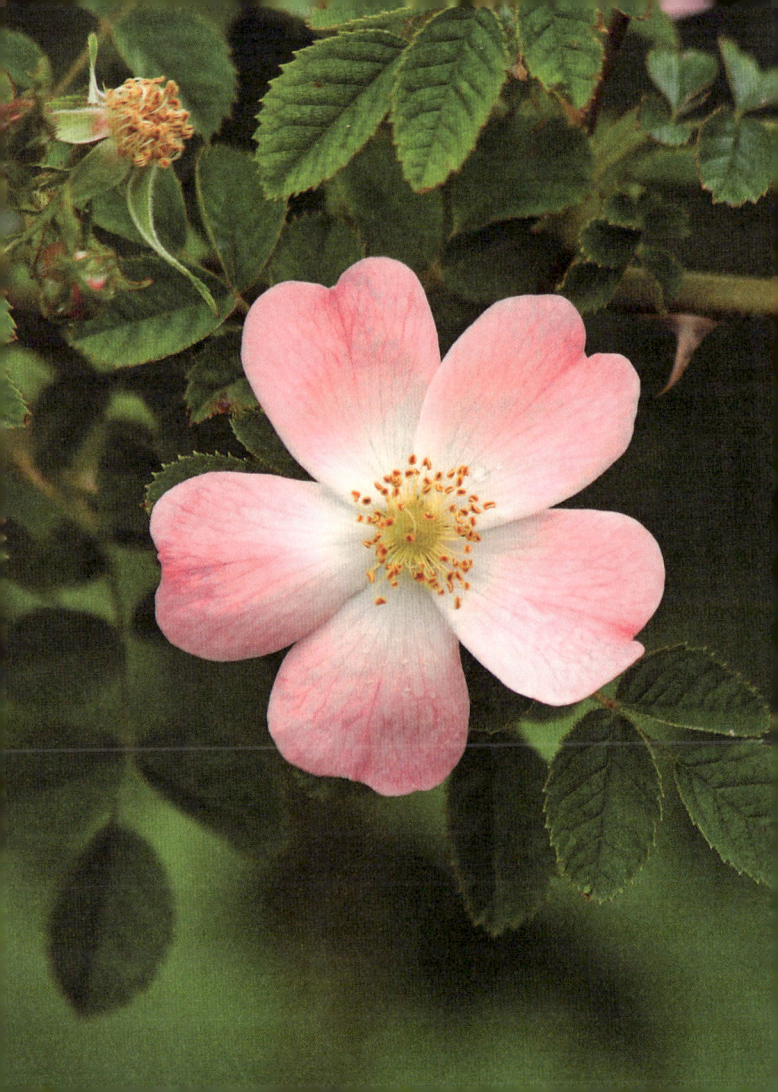

GABRIELA NEDOMA

Heilsalben
aus Wald und Wiese

EINFACH SELBST GEMACHT

~ INHALT ~

Heilsalben: Urmedizin der Natur

Für unsere Vorfahren waren Wiesen und Wälder die Medizinschränke der Natur. Entgegen der Meinung, das sei eine Notversorgung mangels besserer Alternativen, belegt die moderne Wissenschaft die pharmazeutische Wirkung zahlreicher Heilpflanzen. Wir wissen heute, dass Pflanzen eine Medizin für jeden sind, die Menschen seit jeher begleitet. In einer Zeit, in der keine Antibiotika, Ärzte und Apotheker zur Verfügung standen, versorgten die Menschen ihre Wunden, Entzündungen und Schwellungen mit einfachsten Mitteln. Auch in unserer Zeit ist die Kunst der Heilsalben aktueller denn je. Salben sind eine sanfte Naturmedizin, mit der kleine und große Wehwehchen behandelt und gelindert werden können. Wer eine naturbelassene Salbe für die Hausapotheke herstellt, weiß genau, welche Bestandteile sich darin befinden, arbeitet ökologisch verträglich und trifft eine sinnvolle Maßnahme zur Gesundheitsförderung. Heilsalben können heute eine sanfte Ergänzung zu modernen Präparaten bieten.

Für alles ist ein Kraut gewachsen

Wer durch Wald und Wiese geht, betritt eine große Naturapotheke. Überall sind heilsame Pflanzenarzneien, kraftvolle Wirkstoffe und grüne Naturmedizin zu finden. In Schafgarbe konzentriert sich ein blutstillendes Mittel, in Thymian ein frisches Antibiotikum und im zarten Gänseblümchen ein wundheilendes Präparat. In unserer Zeit erfreut diese lebendige Natur oft nur noch das Auge, viele ihrer heilsamen Verwendungen sind in Vergessenheit geraten. Die einfachsten Ursalben bestehen aus zerdrückten oder gekauten Heilpflanzen. Im Alpenraum wird der gekaute Wegerichbrei bei Insektenstichen auf die juckende Stelle aufgetragen, wo er das Brennen beruhigt. Es ist anzunehmen, dass wir diese Methoden nicht selbst entwickelten, sondern den Tieren nachmachten, die ihr Fell mit ähnlichen Natursalben pflegen.

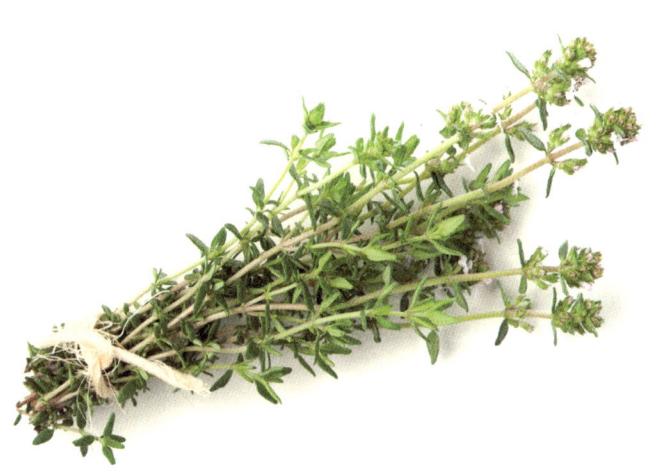

Heilsalben aus Wald und Wiese

Die Geburt moderner Salben markiert den Zeitpunkt, als Kräuter mit Fetten vermischt wurden. Im indischen Ayurveda ist die medizinische Verwendung von Kräuter-Buttersalben seit 7.000 Jahren nachgewiesen. Das Auftragen der Salben wurde vor allem aus gesundheitsfördernden Gründen praktiziert, es gab aber auch rituelle Praktiken der Salbung. Die Salbe war wie eine zweite Haut, durch die sich die Menschen mit der Kraft der Pflanzen umhüllten und mit Natur und Erde verbanden. Sie wurde zum Schutz gegen negative Kräfte aufgetragen, zur Verbindung mit den Ahnen oder um besondere Kräfte zu erhalten wie z.B. durch die bewusstseinsverändernden Salben, mit denen kräuterkundige Hexen ihren Geist in andere Dimensionen transzendieren konnten.

Warum wirken Heilpflanzen?

Hinter der Wirksamkeit der Pflanzen steht ein interessantes Phänomen der Natur. Im menschlichen Körper finden sich zahlreiche Rezeptoren, über die die pflanzlichen Wirkstoffe aufgenommen werden können. Wir Menschen besitzen die gleichen Zellen und bis heute die gleichen Genbausteine wie Pflanzen und ein fast identes Blutmolekül. Unsere grünen Freunde aus der Natur und wir sind blutsverwandt: ein wesentlicher Aspekt, warum unser Körper die heilsamen Stoffe in Pflanzen „lesen" und verstoffwechseln kann.

Der Brauch, den Hut vor dem Hollerstrauch zu ziehen, ist somit nicht nur ein Aberglaube, sondern ein höflicher Gruß an unsere grünen Brüder und Schwestern aus dem Pflanzenreich. Wenn wir also wieder die Heilkraft der Natur entdecken, verbinden wir uns mit unseren eigenen Wurzeln. *„Die Menschen müssen in der Weisheit weniger aus Büchern unterwiesen werden, sondern aus dem Himmel, der Erde, den Eichen und Buchen"*, schrieb der Philosoph Johann Amos Comenius. Es gibt im großen Buch der Natur viel zu entdecken!

Was sind Salben?

Salben (lat. *unguentum*) sind wirksame Naturarzneien für die äußerliche Anwendung. Der Ursprung des Wortes „Salbe" weist auf die Salbung mit geweihtem Öl (ahd. *salbon*) und auf die Begriffe Öl, Talg, Fett oder Schmalz hin. Charakteristisch für Salben ist ihre streichfähige, halbfeste und fette Konsistenz. Sie basieren auf einer fett- und ölhaltigen Grundlage, zu der weitere Zusätze wie Wachs, Wasser oder Alkohol hinzugefügt werden können. Die heilsame Wirkung der Salben beruht auf pflanzlichen, mineralischen oder tierischen Wirkstoffen, die der Salbengrundlage beigemischt werden. Oft verwendete Wirkstoffe sind Kräuter, Wurzeln, Harze, Blüten, Heilerde, Asche, Honig oder Heilsteine.

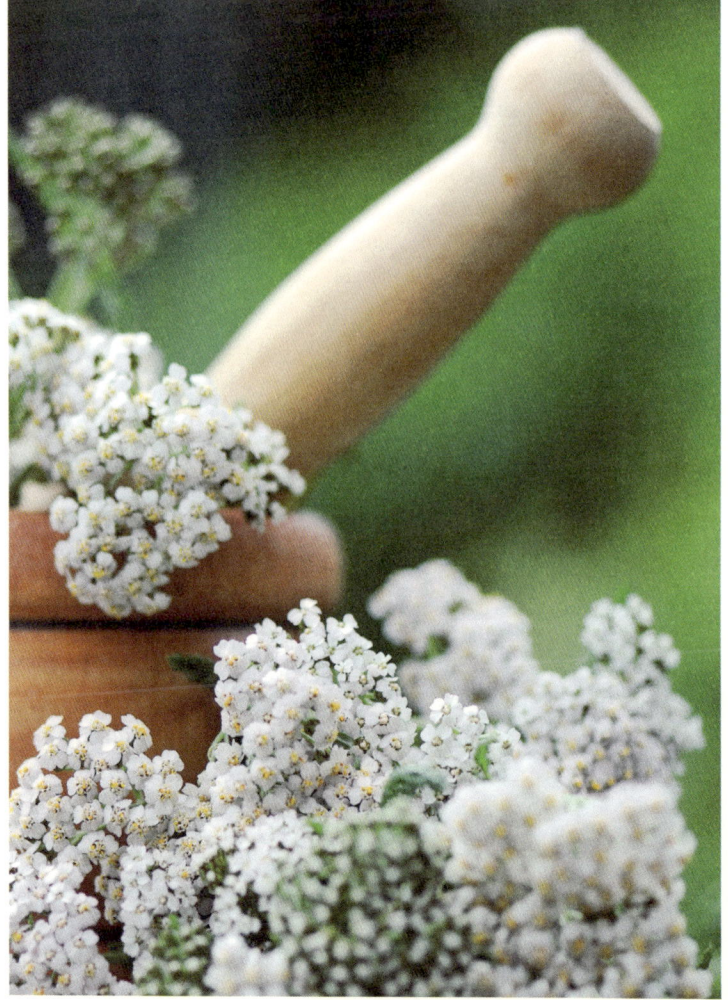

Wie wirken Salben?

Salben werden auf Haut und Schleimhäute aufgetragen und in der Regel sanft in die Haut einmassiert. Durch ein Pflaster können die wohltuenden Stoffe sogar über mehrere Stunden in die Haut einziehen. Je nach Zusammensetzung können Salben verschiedene Hauttiefen erreichen und dort ihre Wirkung entfalten. Deckende Salben, wie in der Kosmetik angewendet, schützen vor Feuchtigkeitsverlust, unterstützen die Wundheilung und die Regenerierung der oberen Hautschichten. In tieferen Schichten wirkende Salben wie muskelentkrampfende Präparate können durch die Hautschichten eindringen und ihre Wirkstoffe unter die Haut in das darunterliegende Gewebe transportieren. Auf den Blutkreislauf wirkende Salben enthalten Wirkstoffe, die auf den gesamten Organismus Einfluss nehmen können. Dazu gehören z.B. die antidepressive Wirkung des Johanniskrauts oder die psychoaktiven Stoffe der Hexen- und Flugsalben in Bilsenkraut, Alraune oder Stechapfel.

Praxiswissen Salben

Ausstattung: Für die Rezepturen in diesem Buch ist eine normale Küchenausstattung ausreichend. Optimal sind kleine Töpfe, deren Beschichtung nicht mit dem Inhalt reagiert. Empfehlenswert sind noch Mörser oder Pürierstab, kleine Trichter und Siebe. Damit können Sie bereits starten.

Sammeln von Pflanzen: Bis heute fühlen sich die Menschen mit der Kraft der Pflanzen verbunden, wenn es darum geht, Heilmittel aus der Natur herzustellen. Dankbarkeit und Wertschätzung beim Sammeln sind somit wichtige Faktoren für die Wirkung der Salben. Gesammelt werden nur gesunde, saubere und im Wachstum befindliche Pflanzenteile, die fern von Verunreinigungsquellen sind (Pestizide, Tierplätze, Industrie). Man sollte darauf achten, nur wenige Pflanzen und diese gestreut zu sammeln. Sammelregel: Ein Drittel sammeln, den Rest des Bestandes bitte der Pflanze und der Natur überlassen. Gute Sammler sind unsichtbar und hinterlassen keine Spuren! Schneiden Sie vorsichtig Blüten oder Blätter ab und reißen Sie beim Sammeln per Hand die Pflanzen nicht aus. Gesammelt wird an sonnigen Tagen, wo die Pflanzen in ihrer ganzen Kraft stehen. Nach dem Sammeln die Pflanzenteile zügig verarbeiten.

Zubereitung: Salben zu machen ist eine heilige Angelegenheit, heißt es. Manche Salben brauchen mehrere Tage, um ihre Wirkstoffe optimal zu entwickeln. Daher soll für die Herstellung der Salben Ruhe und Zeit eingeplant werden. Beim Kochen von Salben sind niedrige Temperaturen und lange Kochzeiten oft von Vorteil.

Inhaltsstoffe: Verwenden Sie in der Salbenherstellung naturbelassene, biologische und vollwertige Produkte.

Aufbewahrung: Nach der Zubereitung Salben kühl und dunkel lagern.

Hygiene: Sauber arbeiten, alle Arbeitsflächen und Gefäße vor der Arbeit mit Alkohol desinfizieren.

Vegane Alternativen: Im Alpenraum wurden zahlreiche traditionelle Heilmittel aus tierischen Produkten hergestellt. Wer darauf verzichten möchte, kann auch frei von tierischen Produkten Salben herstellen:

Statt Butter und Schmalz: Fette wie Kokos-, Kakao- oder Sheabutter oder Öle mit Wachs (siehe Basisrezept Salbe).

Statt Wachs: Wachse wie Rosenwachs, Beerenwachs, Jojobawachs, Canaubawachs.

Statt Honig: in Zucker eingekochte Kräuterhonige wie Wipfelhonig, Agavendicksaft, Ahornsirup.

Statt Milch: Milcharten wie Kokosmilch, Getreidemilch aus Dinkel und Hafer, Nussmilcharten wie Mandelmilch. Bitte darauf achten, dass diese keine Zusätze, Stärke oder Zucker enthalten.

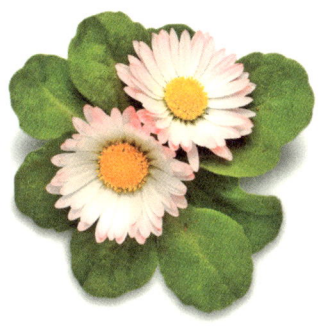

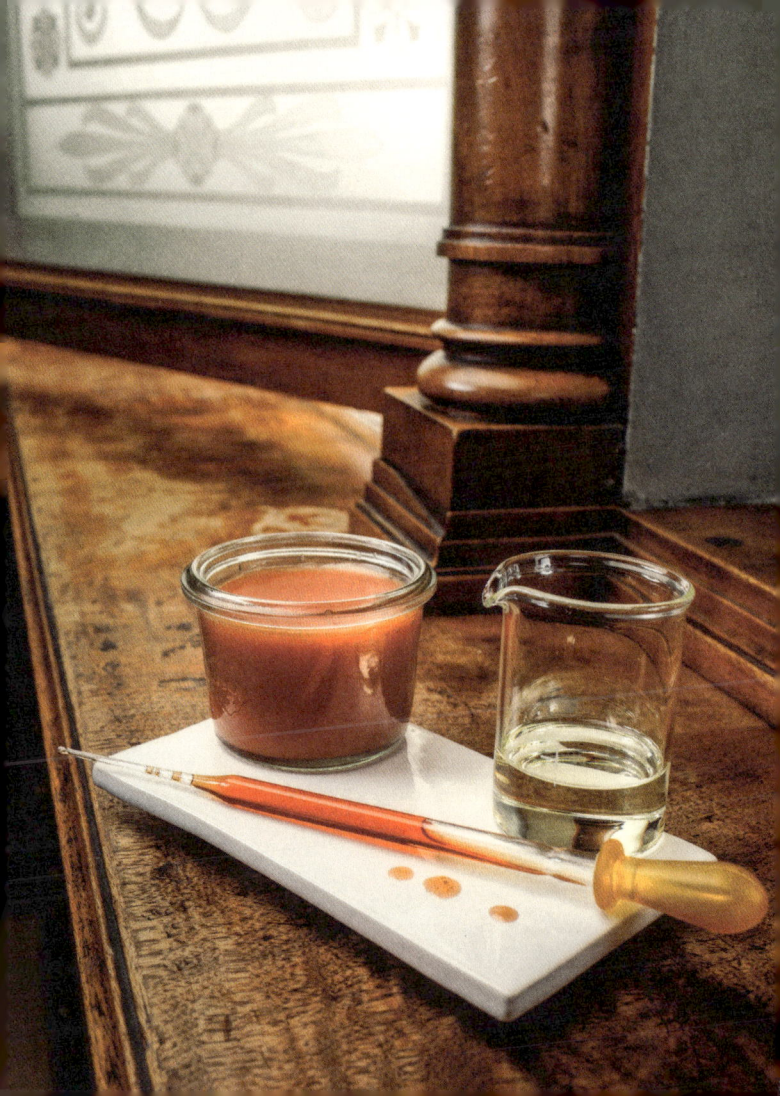

～ JOHANNISKRAUT-HEILSALBE ～

Diese Heilsalbe gehört in jede Hausapotheke. Sie kann bei Blutergüssen, Entzündungen, Prellungen, Wunden, Juckreiz, Sonnenbrand, Schmerzen und Schwellungen eingesetzt werden. Das rote Johanniskrautöl erhält seine Farbe von Hypericin, einem lichtsensibilisierenden Wirkstoff. Dieser fördert die Produktion der Glückshormone Dopamin und Serotonin, wirkt antidepressiv, stimmungsaufhellend und beruhigend. Johanniskraut ist ein „Lichtbringer" und soll vor allem zwischen Herbst und Frühjahr, wenn die Sonneneinstrahlung nicht so hoch ist und der Körper eine zusätzliche Sonnenration brauchen kann, verwendet werden.

✳

Johanniskrautöl
1 Handvoll Johanniskrautblüten
500 ml Distelöl

• Ein Glas zu ⅔ mit Johanniskrautblüten füllen. • Mit Distelöl übergießen und dabei die Blüten vollständig mit Öl bedecken. • Das Glas hinter ein sonniges Fenster stellen. Immer wieder schütteln. • Nach 10–15 Tagen das Öl filtrieren und in eine Flasche füllen.

Hinweis: Für eine intensive Wirkung kann das Öl 2–3 Mal mit frischen Johanniskrautblüten angesetzt werden.

✳

Johanniskrautsalbe
100 ml Johanniskrautöl, 10 g Wachs

• Bienenwachs und Johanniskrautöl in einem Topf erwärmen. • Sobald das Bienenwachs geschmolzen ist, die Salbe in ein Glas füllen. • Kalt stellen, bis die Salbe fest wird.

Johanniskraut *(**Hypericum perforatum**).* Wirkstoffe: *Hypericin (lichtsensibilisierend und antidepressiv), Hyperforin (antibakteriell, angstlösend, stimmungsaufhellend), Flavonoide (zellschützend, antioxidativ, krebshemmend).*

Bitte beachten: Johanniskraut kann die Wirkung anderer Präparate beeinflussen. Bitte besprechen Sie die Anwendung der Salbe mit Ihrem Arzt oder Therapeuten.

Haltbarkeit: *6 Monate*

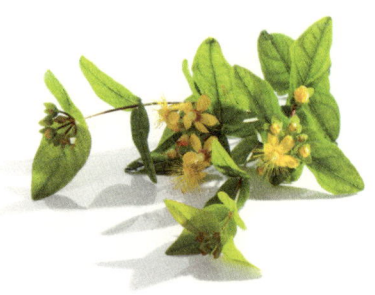

∼ RINGELBLUMENSALBE ∼

Die Ringelblumensalbe ist aus der Hausapotheke nicht mehr wegzudenken: Es gibt hunderte Rezepturen und jeder schwört darauf, die beste zu haben. Angewendet wird die Heilsalbe bei Sonnenbrand, Wunden und Brandwunden, Entzündungen, Geschwüren, Hämorrhoiden oder Narben. Die Salbe wird auch von sensibler Kinderhaut gut vertragen, mildert Verletzungen, Ekzeme, Juckreiz, Milchschorf und kann bei Windelentzündungen auf die wunde Haut aufgetragen werden.

✳

1 Handvoll frische Ringelblumenblüten
250 ml Mohnöl
20 g Wachs
10 Tropfen Bachblüten-Notfalltropfen

• Ringelblumenblüten zerkleinern, mit dem Mohnöl in einen Topf geben und mit dem Pürierstab zerkleinern. • Alles zum Kochen bringen, Temperatur reduzieren und ½ Stunde unter der Siedetemperatur ziehen lassen. • Herdplatte ausschalten, über Nacht zugedeckt nachziehen lassen. • Am nächsten Tag erneut erwärmen und ½ Stunde unter der Siedetemperatur ziehen lassen. • Das Öl durch ein Feinsieb filtrieren und erneut in einen Topf geben. • Bienenwachs zugeben und erwärmen, bis das Wachs schmilzt. • Bachblüten-Notfalltropfen hinzugeben und gut umrühren. • Die fertige Salbe in Gläschen füllen.

Ringelblume *(Calendula officinalis)*. Wirkung: *wundheilend, hautregenerierend, zusammenziehend, antibakteriell, entzündungshemmend, erweichend.* Wirkstoffe: *Carotinoide, Flavonoide, Quercetin, Saponine, Salicylsäure.*

Haltbarkeit: *6 Monate*

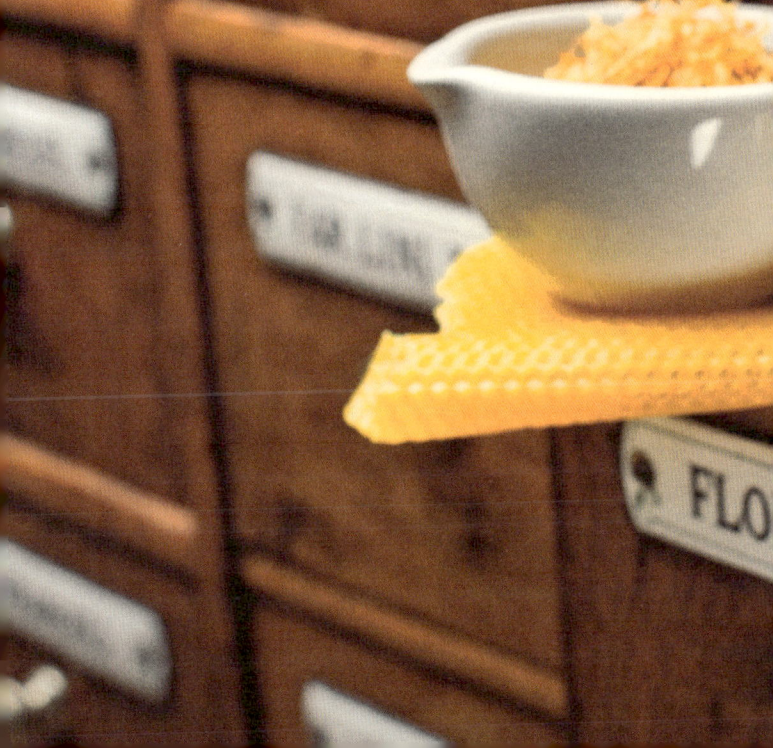

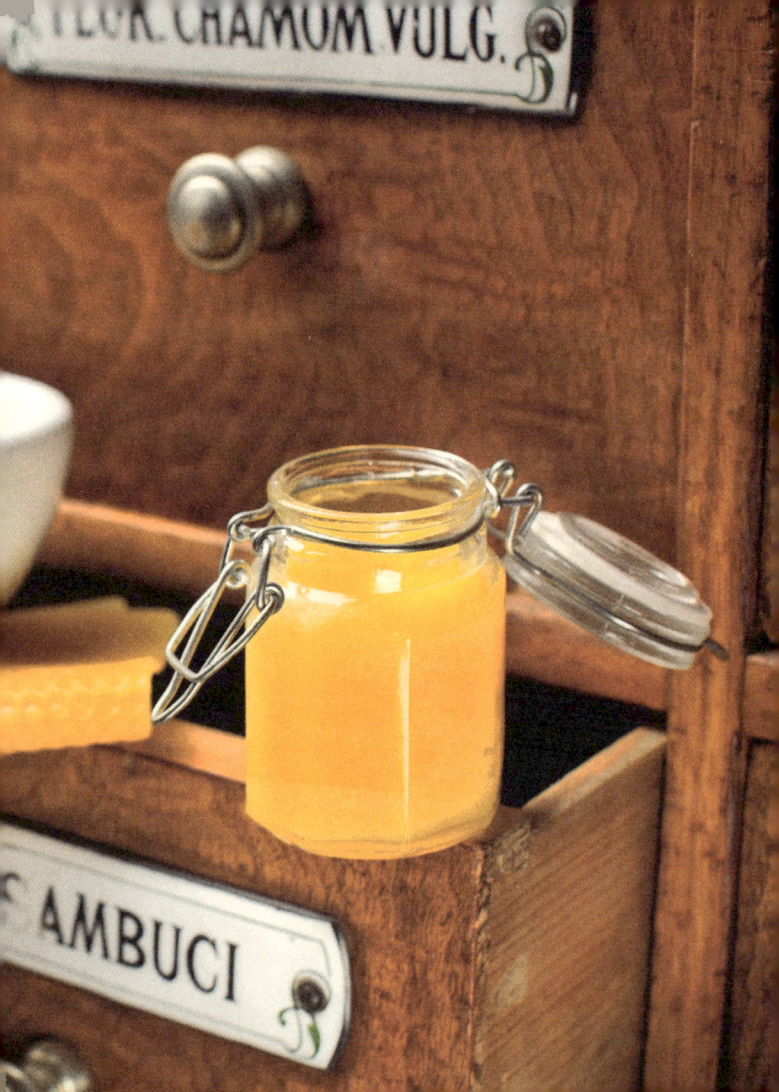

∼ HEILENDE VEILCHENSALBE ∼

Die Hildegard-Medizin schreibt dem Veilchen antidepressive, wundheilende, schmerzstillende und sogar krebshemmende Qualitäten zu. Mit der Veilchensalbe können Wunden, Hautentzündungen, Hautrisse, Schwangerschaftsstreifen sowie unreine Haut behandelt werden. Sie wird auch als Massagesalbe nach Gebärmutter- und Brustoperationen eingesetzt.

✳

1 Handvoll Veilchen mit Blüten und Blättern
200 ml Olivenöl, 20 g Wachs

• Veilchen und Öl im Mörser oder Mixer zerkleinern. • In ein Glas füllen und über Nacht ziehen lassen, am nächsten Tag in einen Topf geben. • Zum Kochen bringen, Temperatur reduzieren und 1 Stunde unter der Siedetemperatur ziehen lassen. • Eine weitere Stunde nachziehen lassen. • Öl durch ein Feinsieb filtrieren und erneut in einen Topf geben. • Wachs zugeben und erwärmen, bis das Wachs schmilzt. • Fertige Salbe in Gläschen füllen.

Veilchen (*Viola odorata*). Wirkung: *antibakteriell, entzündungshemmend, wundheilend, kühlend.* Wirkstoffe: *Salicylsäure, Saponine, Schleimstoffe, Flavonoide.*

Haltbarkeit: *1 Jahr*

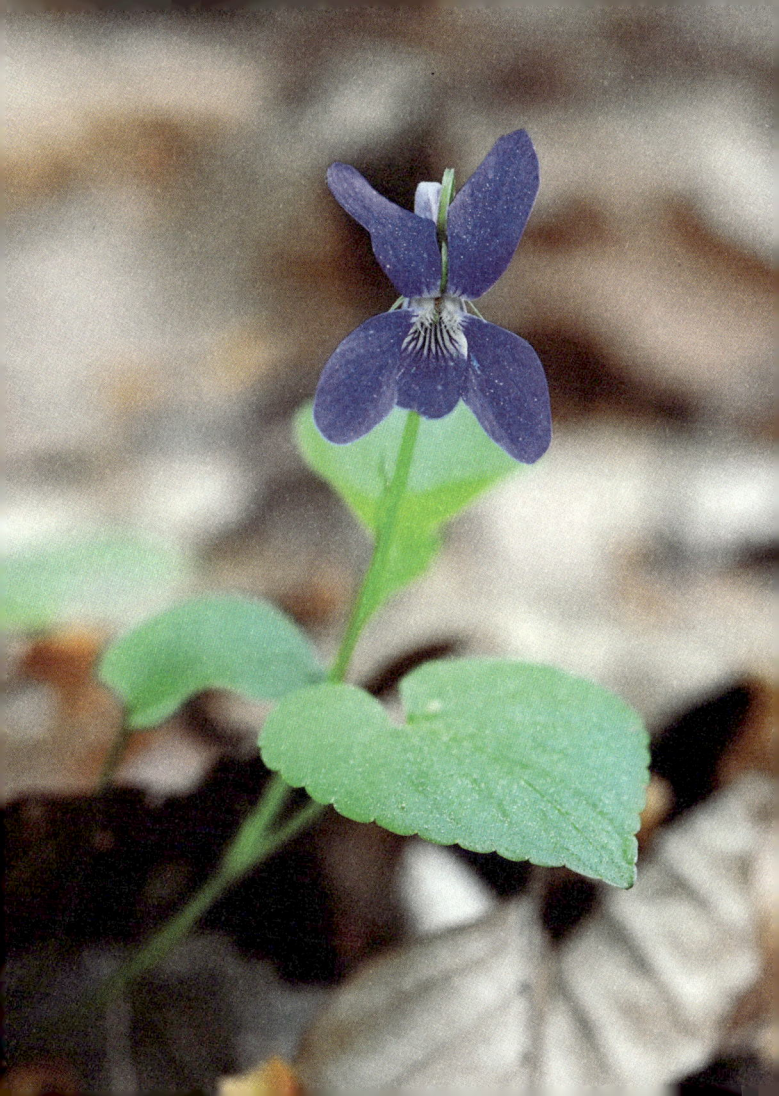

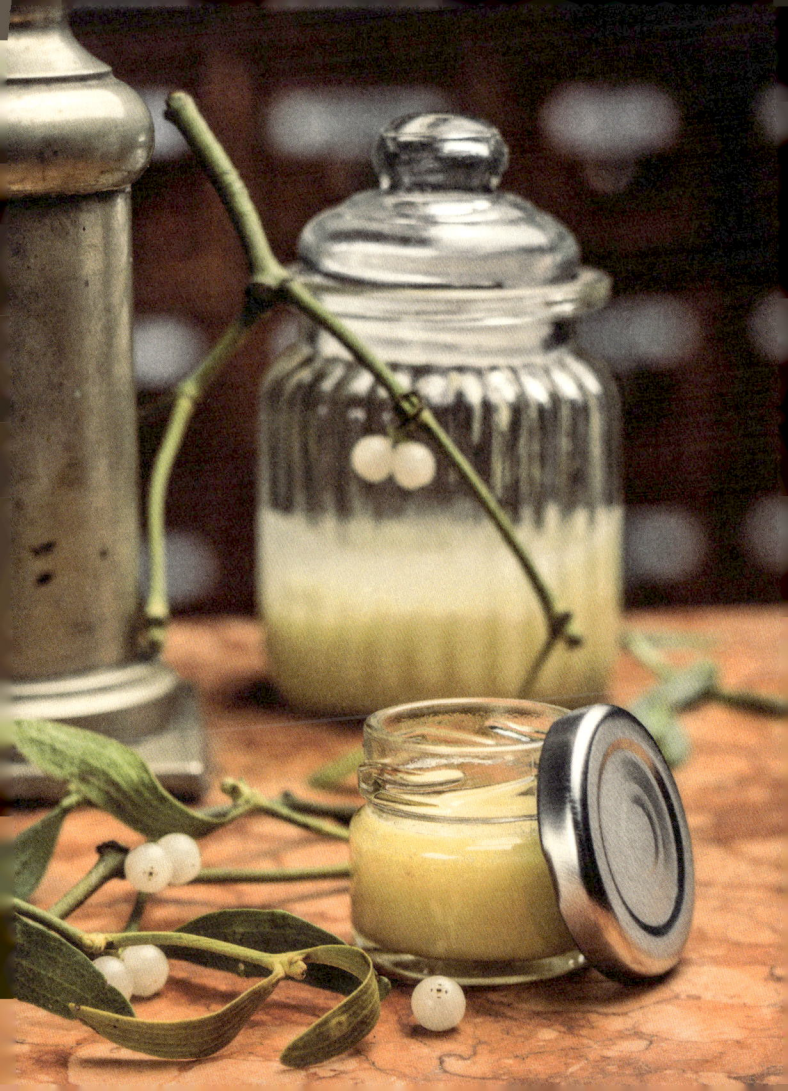

∼ MISTELSALBE NACH LEONHART FUCHS ∼

Die Mistelsalbe legt einen schützenden Film auf die Haut, hält die Haut geschmeidig, elastisch und warm. Aus diesem Grund wurde sie zur Behandlung von Erfrierungen, Hautverletzungen oder rissiger Haut verwendet. Das Rezept der Mistelsalbe ist im Kräuterbuch des Arztes Leonhart Fuchs (1501–1566) verzeichnet: „*Mystel mit hartz und sovil wachß vermischt unnd übergelegt / zeitiget / verzert / weycht / und zeücht zusamen die ohrmützel / unnd allerley geschwulst. Mit weyrauch vermischt / und auff allte geschwär gelegt / heylet sie.*"

✱

20–30 Mistelbeeren
30 g Lärchenpech
70 g Basissalbe (siehe S. 77)

• Basissalbe und Pech in einem Topf leicht erwärmen, bis sie sich vermischen. • Mistelbeeren im Mörser zerquetschen und den Brei durch ein Feinsieb streichen. • Zur Salbe geben, homogen mixen und in Tiegel füllen.

Weiße Mistel (*Viscum album*). Wirkung: *hautschützend, blutdruckregulierend, blutstillend, schmerzstillend, wundheilend.* Wirkstoffe: *Schleimstoffe, Flavonoide, Lektine, Viscotoxine.*

Haltbarkeit: *6 Monate*

~ ABSYNTHIUM-HEILFETT ~

„Das Wermuth hat eine Krafft zu erwärmen / zu zertheilen / dünn zu machen / zu eröffnen und zu stärcken", schrieb 1625 der Mediziner Jacobus Theodorus, auch Tabernaemontanus genannt. Bei kalten Händen und Füßen, schlechter Durchblutung und Gelenkschmerzen ist diese Heilsalbe daher genau richtig. Sie wärmt, unterstützt die Blutzirkulation, löst Verspannungen, verbessert die Entgiftung der Haut und verbreitet ein wohliges Gefühl im Körper. Gleichzeitig wirkt sie antibakteriell, entzündungshemmend und nervenberuhigend. Die wärmende Wirkung des Wermuts wurde naturheilkundig auch eingesetzt, um Schmerzen zu stillen, Verkrampfungen zu lösen oder die Menstruation einzuleiten. Durch den hohen Gehalt an ätherischem Öl wirkt Wacholder keimtötend, desinfizierend und wärmend. Auch Senf ist ein stark durchblutungsförderndes, antibakterielles Mittel und kann die Wirkung anderer Pflanzenwirkstoffe intensivieren.

✱

1 Handvoll Wermut, 1 EL Wacholderbeeren
1 TL Senfsamen, 50 g Wasser
200 ml Öl, 20 g Wachs

• Wermut zerkleinern. • Wermut, Wacholder, Senf und Wasser im Mörser zu einem Brei verreiben. • Brei und Öl in einen Topf geben, gut verrühren und zum Kochen bringen. • Einmal aufkochen lassen, Temperatur reduzieren und 1 Stunde unter der Siedetempe-

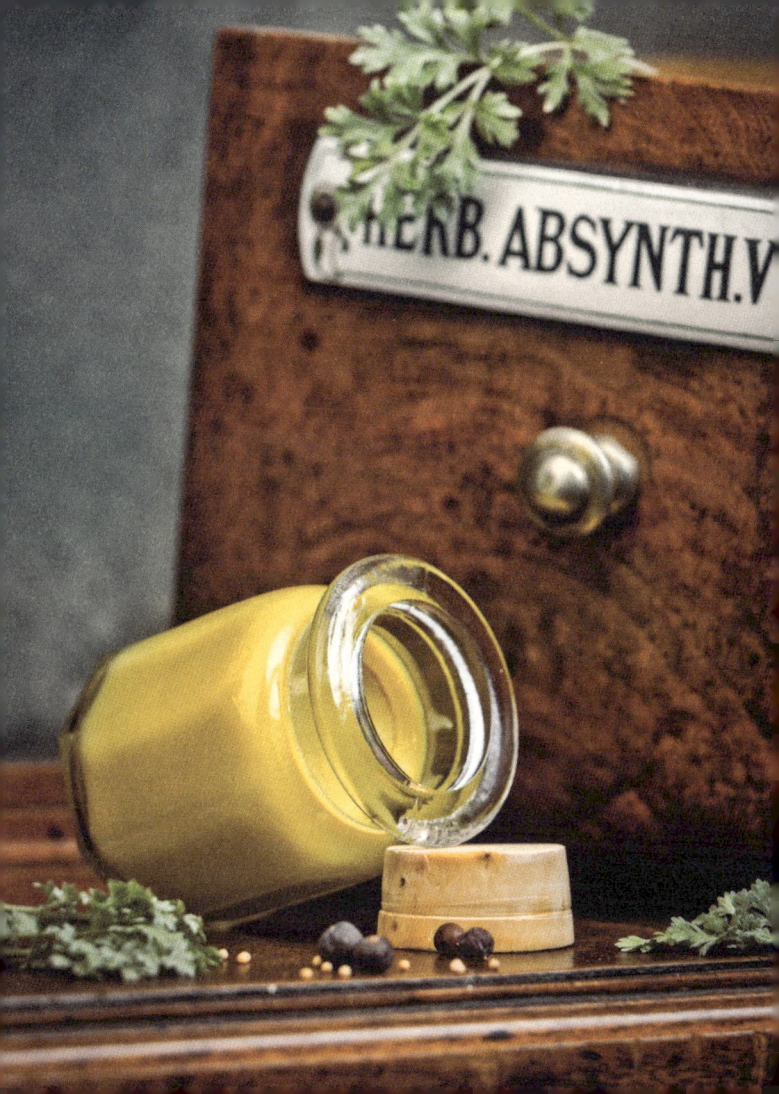

ratur ziehen lassen. • Herdplatte ausschalten und über Nacht weiter ziehen lassen, am nächsten Tag erwärmen. • Das Öl durch ein Feinsieb filtrieren und in einen Topf geben. • Wachs zugeben und erwärmen, bis es schmilzt. • Die fertige Salbe in Gläschen füllen.

Wermut *(Artemisia absinthium)*. Wirkung: *durchblutungsfördernd, wärmend, stimmungsaufhellend, entgiftend, entkrampfend.* Wirkstoffe: *Bitterstoffe wie Absinthin und Matricin, ätherische Öle, v.a. Thujon, Flavonoide.*
Wacholder *(Juniper)*. Wirkung: *antibiotisch, schmerzlindernd, wärmend, wundheilend.* Wirkstoffe: *Juniperin, Betulin, Flavonoide, Gerbstoffe, Harze, ätherische Öle, Kampfer.*
Senf *(Brassica)*. Wirkung: *durchblutungsfördernd, antibakteriell, pilzhemmend, wärmend.* Wirkstoffe: *Senföl, Senfölglycoside, ätherische Öle.*

Haltbarkeit: *1 Jahr*

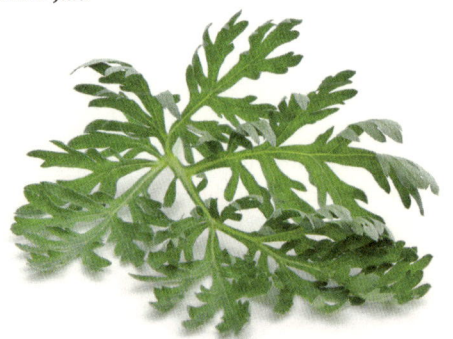

∼ WUNDSALBE MIT VOGELMIERE ∼

Als Arznei ist die Vogelmiere eine völlig unterschätzte Pflanze. Sie fördert die Wundheilung, wirkt antientzündlich, lindert Rheuma und Gicht, stärkt die Augenkraft und ist allgemein hautberuhigend. Die Vogelmierensalbe kann bei Hautkrankheiten wie Psoriasis, Neurodermitis, Ekzemen, Geschwüren, Juckreiz und Wunden angewendet werden. Ebenso wirksam ist die Vogelmiere in der Behandlung entzündlicher Prozesse der Haut wie Akne oder Furunkeln. Die Wundsalbe kann durch ihre gute Verträglichkeit auch in der Alltags- und Kinderpflege verwendet werden.

✳

1 Handvoll Vogelmiere
250 ml Olivenöl
20 g Wachs

• Vogelmiere und Öl in einen Topf geben und die Vogelmiere mit einem Pürierstab zerkleinern. • Zum Kochen bringen, Temperatur reduzieren und ½ Stunde unter der Siedetemperatur ziehen lassen. • Herdplatte ausschalten, eine weitere Stunde nachziehen lassen. • Öl durch ein Feinsieb filtrieren und erneut in einen Topf geben. • Wachs zugeben und erwärmen, bis das Wachs schmilzt. • Die fertige Salbe in Gläschen füllen.

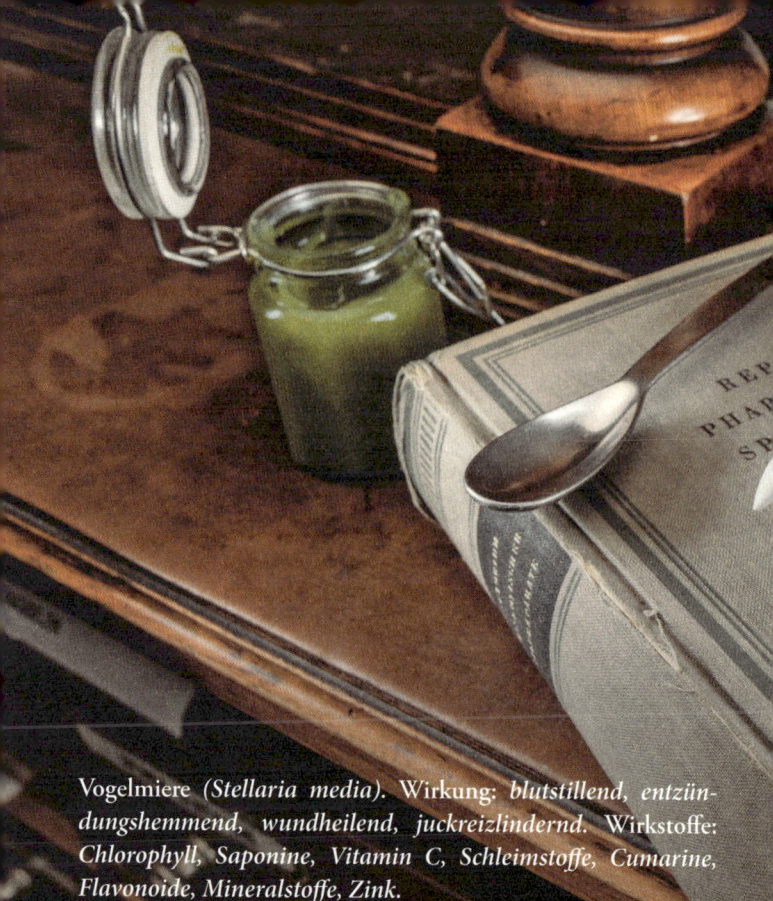

Vogelmiere *(Stellaria media)*. Wirkung: *blutstillend, entzündungshemmend, wundheilend, juckreizlindernd.* Wirkstoffe: *Chlorophyll, Saponine, Vitamin C, Schleimstoffe, Cumarine, Flavonoide, Mineralstoffe, Zink.*

Haltbarkeit: *6 Monate*

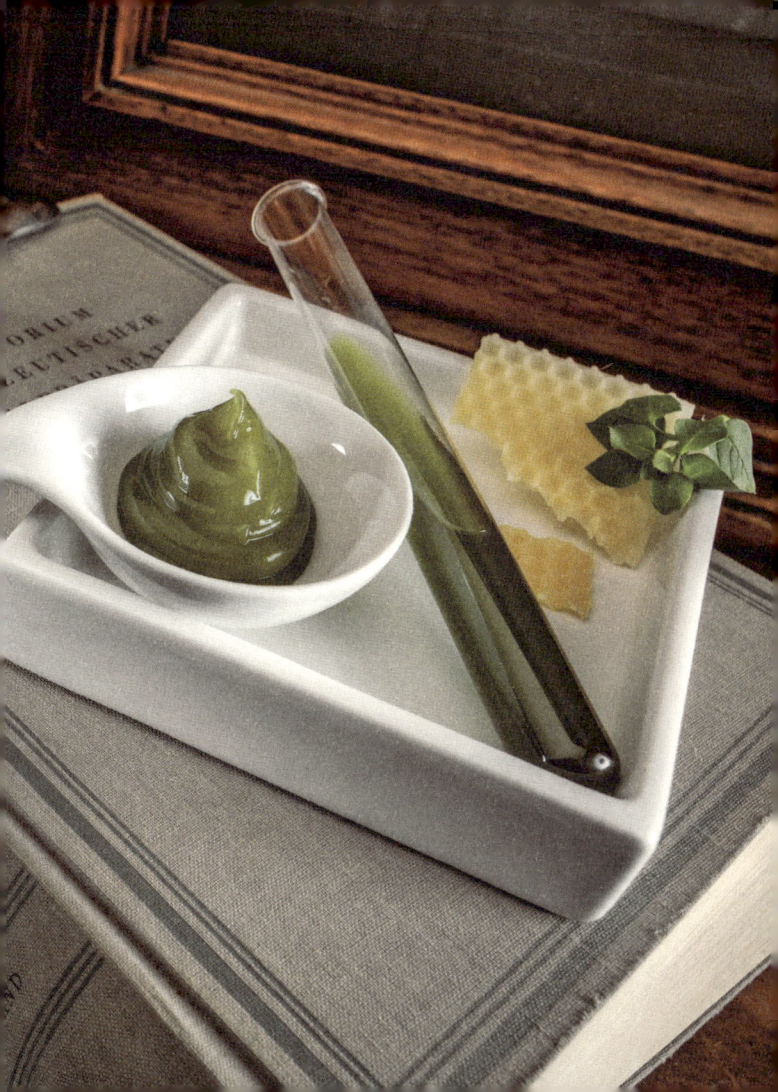

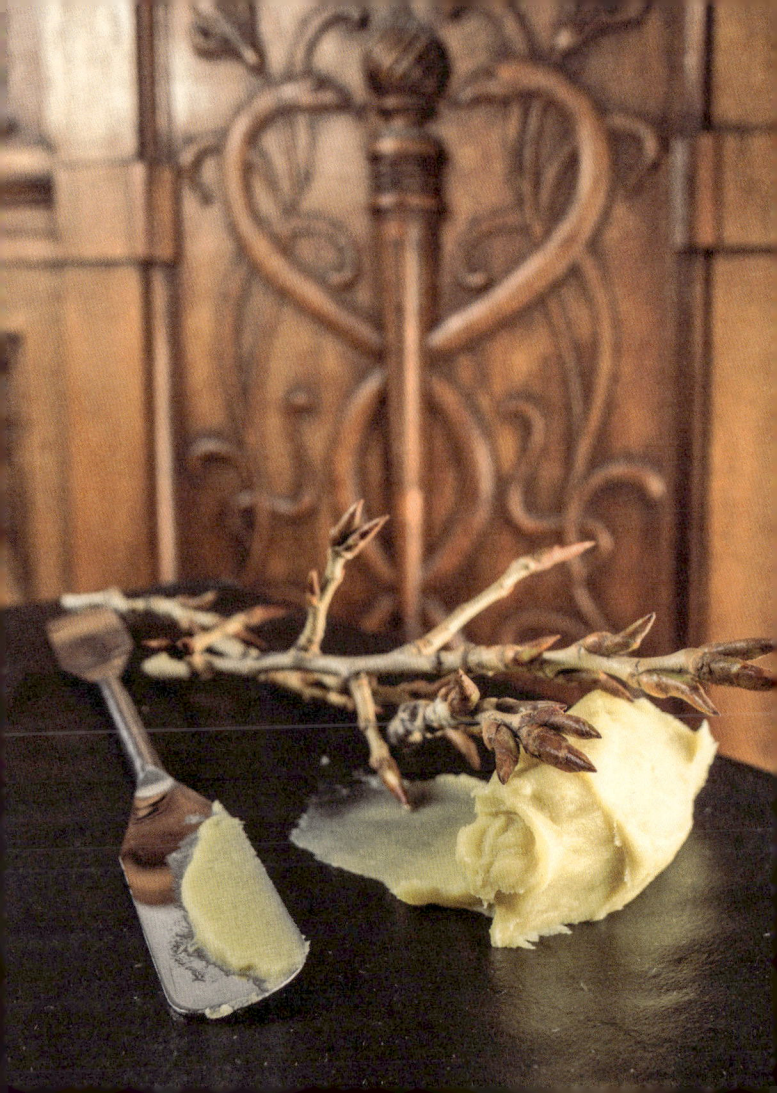

～ PROPOLISSALBE ～

Seit über 2.000 Jahren in Verwendung heilt die Propolissalbe (Unguentum Populeum) oder Schwarzpappelsalbe Brandwunden, Entzündungen, Hämorrhoiden, Fieber, Schwellungen oder Hautgeschwüre. Der Hauptwirkstoff der Salbe ist das Harz der Schwarzpappelknospe, eine wertvolle Baumpropolis.

✳

1 EL Schwarzpappelknospen
150 ml Olivenöl, 1 EL Wasser, 15 g Wachs

• Schwarzpappelknospen mit 1 EL Wasser und Öl im Mixer zerkleinern. • In ein Glas füllen und über Nacht ziehen lassen, am nächsten Tag in einen Topf geben. • Zum Kochen bringen, Temperatur reduzieren und 1 Stunde unter der Siedetemperatur ziehen lassen. • Über Nacht ziehen lassen, am nächsten Tag in einen Topf geben und erwärmen. • Öl durch ein Feinsieb filtrieren und erneut in einen Topf geben. • Wachs zugeben und erwärmen, bis das Wachs schmilzt. • Die fertige Salbe in Gläschen füllen.

Schwarzpappel *(Populus nigra)*. Wirkung: *fiebersenkend, entzündungshemmend, schmerzstillend, wundheilend, abschwellend, erweichend, antibakteriell, antimykotisch.* Wirkstoffe: *Salicylsäure, ätherische Öle, Flavonoide, Gerbstoffe.*

Haltbarkeit: *1 Jahr*

～ BLUTSTILLENDE WIESENAPOTHEKE ～

Auf jeder blühenden Wiese wachsen wirksame Heilpflanzen, die in keiner Hausapotheke fehlen dürfen. Schafgarbe ist eine wirkungsvolle Notfallversorgung bei Blutungen, Kamille ein natürliches Antibiotikum und Gänseblümchen fördern die Regeneration von verletzter Haut. Kleine Wehwehchen können mit diesen „grünen Helfern" rasch versorgt werden. Blüten und Blätter sollte man leicht zerdrücken und auf die betroffenen Stellen auflegen. Die Heilsalbe hilft bei Blutungen, Verletzungen, Wunden, Entzündungen. Sie ist auch für Kinder und Menschen mit besonders sensibler Haut gut verträglich.

✷

1 Tasse Blüten und Blätter von Schafgarbe,
Kamille und Gänseblümchen
200 ml Öl , 20 g Wachs

• Kräuter und Öl im Mörser oder Mixer zerkleinern, in ein Glas füllen und über Nacht ziehen lassen. • Am nächsten Tag in einen Topf geben. • Zum Kochen bringen, Temperatur reduzieren und 1 Stunde unter der Siedetemperatur ziehen lassen. • Herdplatte ausschalten und eine weitere Stunde nachziehen lassen. • Öl durch ein Feinsieb filtrieren und erneut in einen Topf geben. • Wachs zugeben und erwärmen, bis das Wachs schmilzt. • Fertige Salbe in Gläschen füllen.

Schafgarbe *(Achillea millefolium)*. Wirkung: *entzündungshemmend, wundheilend, desinfizierend.* Wirkstoffe: *Azulene, ätherische Öle, Gerbstoffe, Flavonoide.*

Kamille *(Matricaria chamomilla)*. Wirkung: *antibakteriell, wundheilend, beruhigend.* Wirkstoffe: *Chamazulen, Cumarine, Flavonoide, ätherische Öle.*

Gänseblümchen *(Bellis perennis)*. Wirkung: *schmerzstillend, wundheilend, hautklärend.* Wirkstoffe: *Saponin, Schleimstoffe, Bitterstoffe.*

Haltbarkeit: *6 Monate*

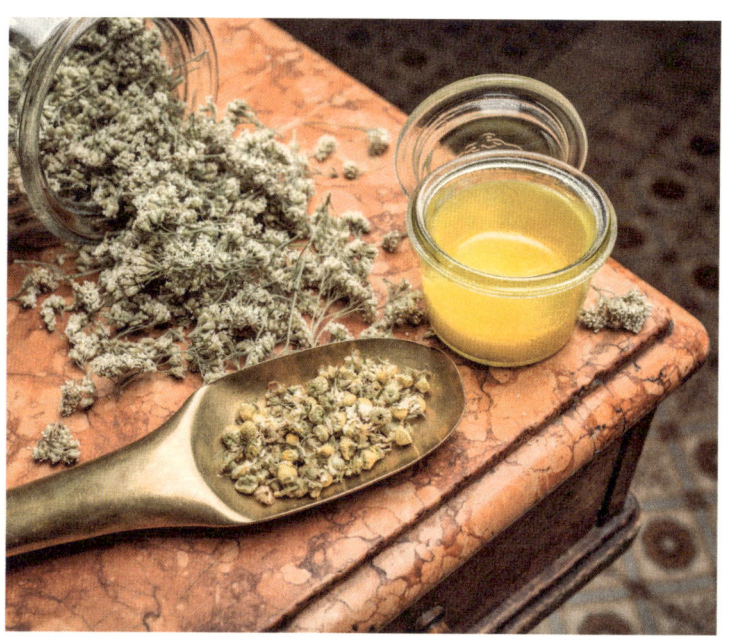

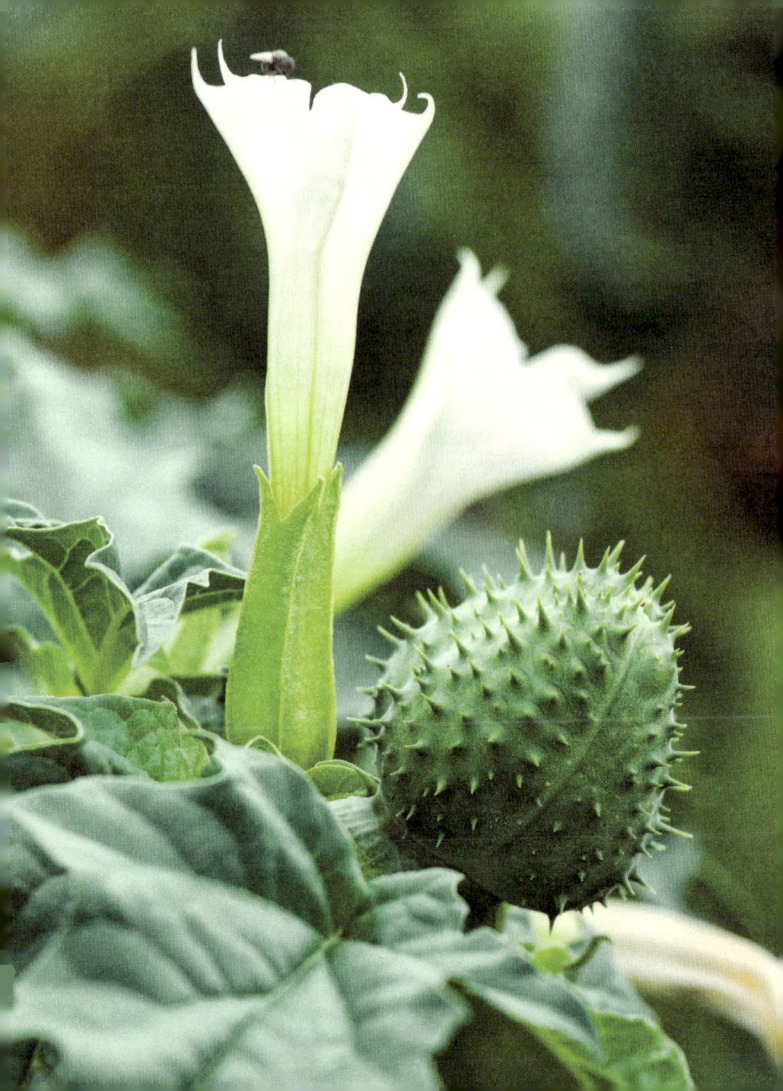

∼ LIEBESMEDIZIN MIT HANF ∼

Aphrodisierende Salben werden seit Tausenden von Jahren zur Steigerung der Lebensfreude wie auch zur Förderung der Gesundheit verwendet. Um den Liebesakt zu intensivieren, wurden sie auf die Schleimhäute der Sexualorgane aufgetragen. Hanf ragt dabei als Liebespflanze hervor und wurde für seine entspannende Wirkung als fixer Bestandteil zahlreichen Rezepturen hinzugefügt. Auch Stechapfel und Tollkirsche fanden Verwendung als Liebespflanzen. Die Salbe wärmt, fördert die Durchblutung des Genitalbereichs und besitzt eine liebesfördernde Wirkung.

✽

1–2 Triebspitzen Hanf (ca. 10 cm lang)
3 Blütenknospen des Stechapfels oder eine Tollkirsche
200 ml Steinkleeöl
20 g Wachs

• Hanf und Stechapfel mit etwas Öl im Mörser zu einem Brei verreiben. • Kräuter und Öl in einen Topf geben, gut verrühren und zum Kochen bringen. • Einmal aufkochen lassen, Temperatur reduzieren und 1 Stunde unter der Siedetemperatur ziehen lassen. • Abdrehen und über Nacht weiter ziehen lassen, am nächsten Tag erwärmen. • Das Öl durch ein Feinsieb filtrieren und in einen Topf geben. • Wachs zugeben und erwärmen, bis es schmilzt. • Die fertige Salbe in Gläschen füllen.

✳

Steinkleeöl

Eine Handvoll Steinklee
500 ml Öl

• Steinklee leicht antrocknen lassen und in kleine Stücke schneiden. • Öl und Steinklee in ein Glas oder eine Flasche füllen. • Hinter einem sonnigen Fenster 3–5 Tage ziehen lassen. Immer wieder schütteln. • Das Öl filtrieren und in eine Flasche füllen.

Hanf *(Cannabis)*. Wirkung: *entspannend, aphrodisierend, schmerzstillend, entzündungshemmend, blutstillend.* Wirkstoffe: *Cannabinoide, ätherische Öle, Harze.*
Stechapfel *(Datura)*. Wirkstoffe: *Alkaloide, u.a. Scopolamin, Hyoscyamin.* Wirkung: *krampflösend, aphrodisierend, schmerzstillend.*
Steinklee *(Melilotus)*. Wirkung: *durchblutungsfördernd, wärmend, stimmungsaufhellend, ödemreduzierend, venenstärkend.* Wirkstoffe: *Cumarin, Flavonoide, Glykoside, Melilotin.*

Bitte beachten: Hanf, Stechapfel und Tollkirsche können in größeren Mengen toxisch wirken! Nur kleine Mengen verwenden!

Haltbarkeit: *1 Jahr*

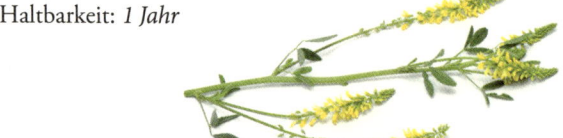

～ MOOR-PECH-BALSAM ～

Die Moor-Pech-Salbe wärmt, fördert die Durchblutung, lindert Muskelverspannungen und Gelenkschmerzen, führt der Haut aktivierende Nährstoffe zu und fördert die Hautregeneration. In der Volksmedizin wurde Moor schon immer in Form von Packungen, Pflastern, Salben, Bädern oder Einreibungen angewendet. Heilmoor ist eine bioaktive Erde mit gesundheitsfördernden Eigenschaften und bildet sich durch komplexe biologische Prozesse aus organischem Material. Ein weiterer wichtiger Heiler ist das Lärchenpech. Es gibt kaum ein Leiden, dem es nicht Herr wird, egal ob Wunden, Risse, Schnitte, Husten, Verspannungen, Verkühlungen, Gicht, Rheuma, Ekzeme, Blutergüsse und Schmerzen. Lärchenpech ist seit Jahrhunderten im Gebrauch, zieht Eiterungen, Geschwüre und Entzündungen heraus und kann bei Furunkeln, Akne und Abszessen angewendet werden.

*

50 g Moor
50 g Lärchenpech
Rezeptur: 100 g Basissalbe (siehe S. 77)

• Basissalbe in einem Topf erwärmen, bis die Salbe flüssig wird. • Lärchenpech zugeben und unterrühren, bis es sich vollständig mit der Salbe verbindet. • Etwas abkühlen lassen, Moor zugeben und mit der Salbe vermischen. • Die fertige Salbe in Gläschen füllen.

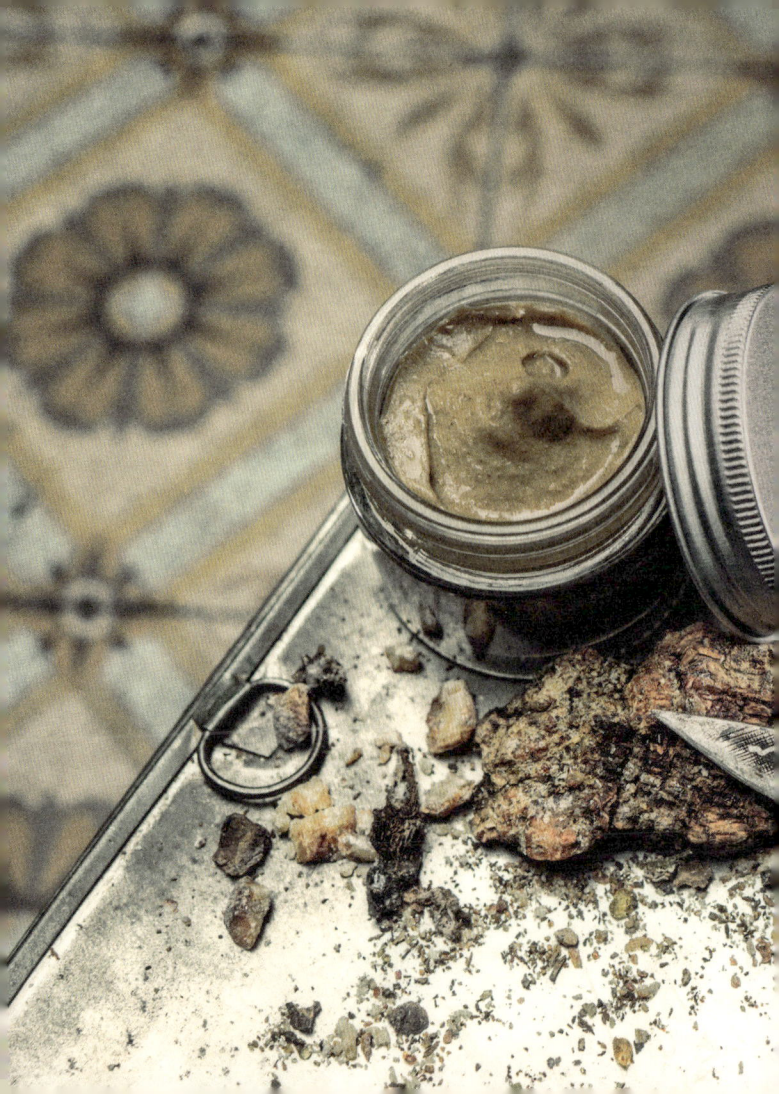

Heilmoor. Wirkung: *durchblutungsfördernd, stoffwechselanregend, entgiftend, entkrampfend.* Wirkstoffe je nach Zusammensetzung verschiedener Säureverbindungen: *u.a. Huminsäure, Mineralstoffe, Spurenelemente.*
Lärche *(Larix).* Wirkung des Lärchenpechs: *antibiotisch, pilzhemmend, wundheilend, herausziehend, entzündungshemmend, durchblutungsfördernd, wärmend, schmerzlindernd.* Wirkstoffe: *ätherische Öle, Pinene, Harzsäuren, Bitterstoffe.*

Haltbarkeit: *6 Monate*

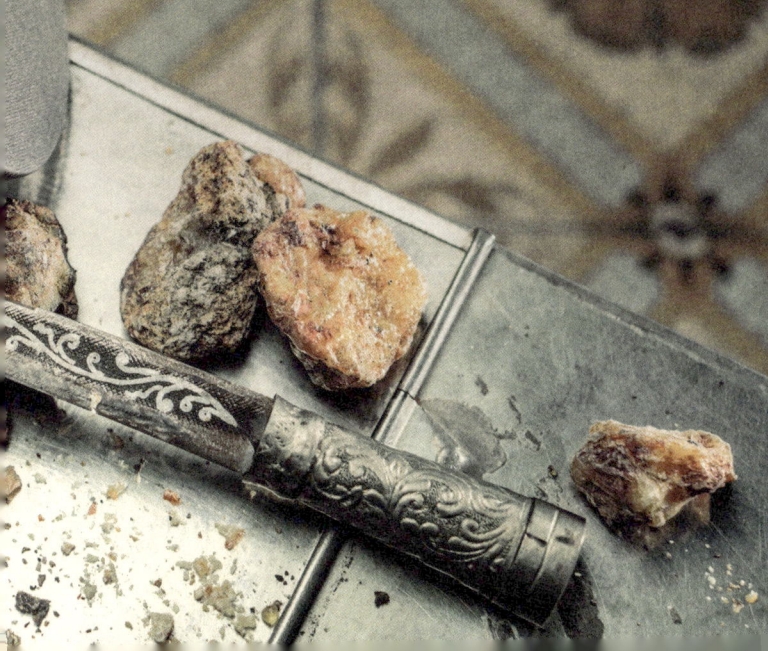

~ VENEN-KRAFTSALBE ~

Extrakte aus Rosskastanie sind wirksame venenstärkende Mittel und werden zur Behandlung von Krampfadern, Venenentzündungen, Ödemen, Geschwüren, Prellungen, Hämorrhoiden, Quetschungen, Durchblutungsstörungen und schweren Beinen eingesetzt. Zu dieser Wirkung trägt maßgeblich Aescin bei, ein Stoff, der die Venenwände verdichtet und elastisch hält, Entzündungen hemmt, die Erweiterung der Blutgefäße verhindert und die Entwässerung von Gewebe beschleunigt. Die Venensalbe ist darüber hinaus desinfizierend, abschwellend, blutstillend, zusammenziehend und hautberuhigend.

＊

Ca. 10 frische Rosskastanien
200 ml Wasser, 100 ml Öl
100 g Kakaobutter, 20 g Wachs

• Rosskastanien mit einem großen Messer vierteln und mit Wasser im Mixer zerkleinern. • In einen Topf geben, zum Kochen bringen und 10 Minuten zugedeckt köcheln lassen. • Öl und Kakaobutter zugeben und unter der Siedetemperatur ½ Stunde ziehen lassen. Immer wieder umrühren. • Salbe erwärmen und durch ein Feinsieb filtrieren. • Wachs zugeben, erneut erwärmen und das Wachs zum Schmelzen bringen. • Abkühlen lassen, bis das Fett beginnt fest zu werden. • Die Salbe mit einem Pürierstab homogen verrühren und in Gläschen füllen.

Rosskastanie *(Aesculus hippocastanum)*. Wirkung: *venenstärkend, venenabdichtend, ödemhemmend, blutgefäßtonisierend, entzündungshemmend, durchblutungsfördernd, abschwellend, blutstillend, desinfizierend, zusammenziehend, UV-schützend.* Wirkstoffe: *Cumarine wie Aesculin und Fraxin, Saponine wie Aescin, Allantoin, Cholin, Bitterstoffe, Gerbstoffe, ätherisches Öl.*

Haltbarkeit: *1–2 Monate*

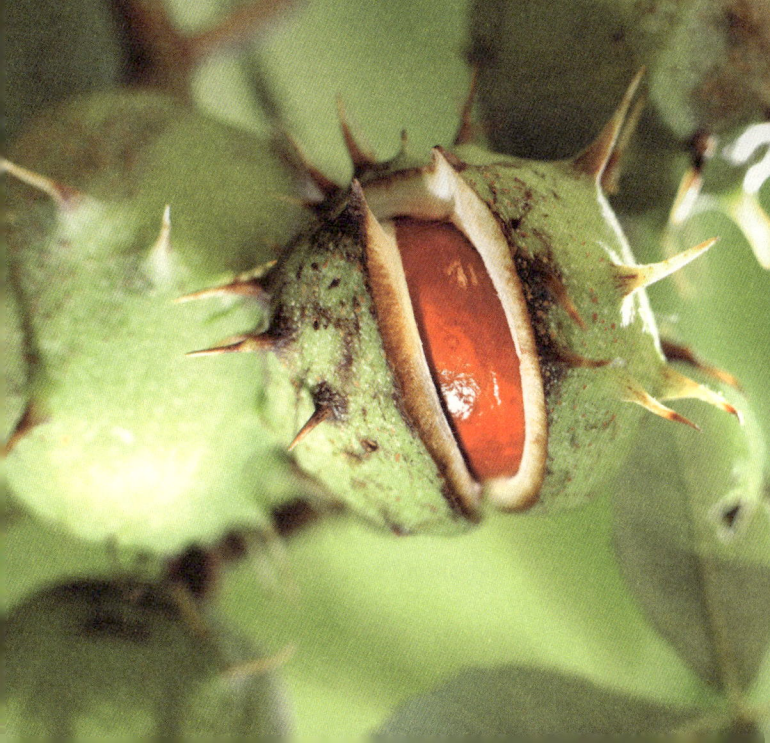

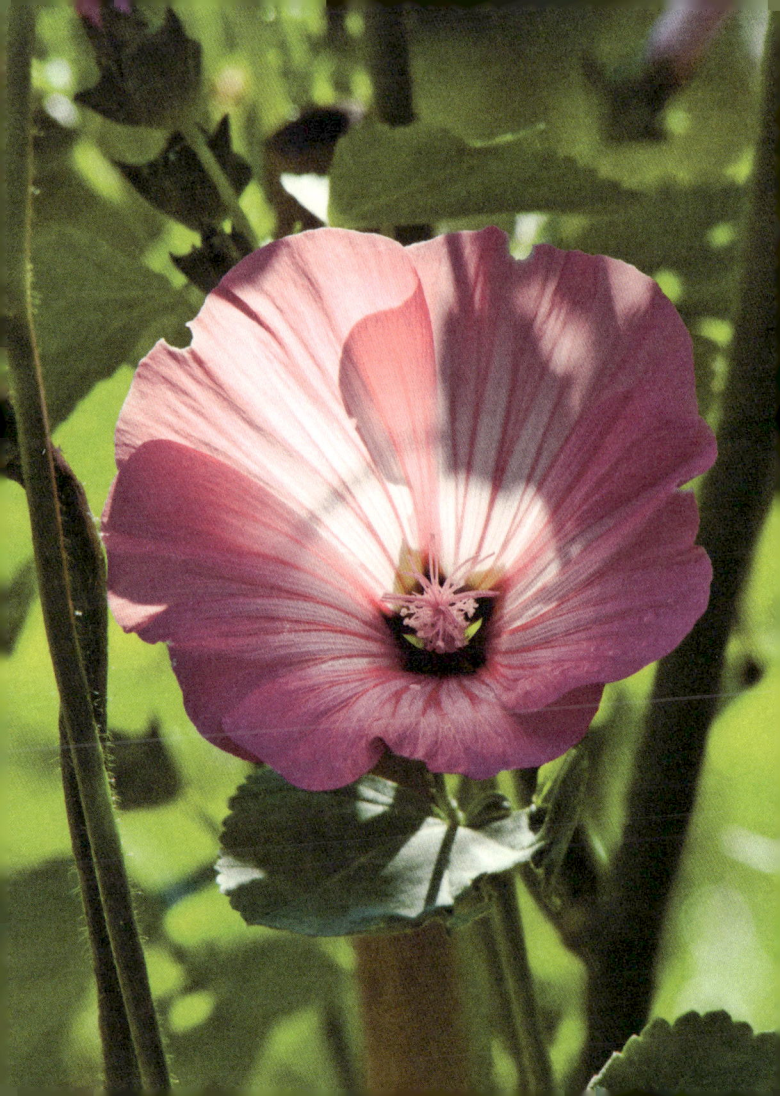

~ MUTTERMILCH-BLÜTENBALSAM ~

Muttermilch ist ein kraftvoller Energiespender der Natur und ein ausgezeichnetes Heilmittel für die zarte Babyhaut. Die Wirkstoffe in Muttermilch nähren die Haut, wirken rückfettend, hautregenerierend, keimabwehrend und beruhigen Entzündungen. Der Schutzbalsam kann bei Entzündungen, Hautverletzungen, Schwellungen, Juckreiz, Sonnenbrand oder Wundscheuern aufgetragen werden. Auch bei Erwachsenen mit trockener, sensibler, irritierter Haut beruhigt dieser Balsam sanft die Haut. Linde und Malve enthalten hautschützende Stoffe wie Schleim, Flavonoide und ätherische Öle, die eine schützende, feuchtigkeitsspendende und hautregenerierende Wirkung auf der Haut entfalten. Für Babys ein wenig Salbe mit etwas Muttermilch in der Hand vermischen und die Babyhaut damit sanft massieren.

✱

1 Handvoll Lindenblüten und Malvenblüten
250 ml Mandelöl, 20 g Wachs
Pro Anwendung ½ TL Muttermilch zugeben

1 Handvoll Linden- und Malvenblüten mit einem Messer klein schneiden. • Die Blüten in einen Topf geben und mit Mandelöl übergießen. • Die Masse im Topf zum Kochen bringen, danach die Temperatur reduzieren und ½ Stunde unter der Siedetemperatur ziehen lassen. • Die Herdplatte ganz ausschalten und die Masse eine Stunde weiter ziehen lassen. • Das Öl samt Blüten durch ein Feinsieb

filtrieren und in einen Topf geben. • Nun das Bienenwachs zugeben und erwärmen, bis es schmilzt. • Die fertige Salbe in Gläschen füllen.

Linde *(Tilia)*. Wirkung: *beruhigend, wärmend, abschwellend, entspannend, krampflösend, entzündungshemmend.* Wirkstoffe: *Schleimstoffe, Flavonoide, ätherische Öle, Gerbstoffe, Saponine, Farnesol.*
Malve *(Malva)*. Wirkung: *feuchtigkeitsspendend, hautschützend, entzündungshemmend, juckreizstillend, zusammenziehend.* Wirkstoffe: *Schleimstoffe, Anthocyane, Flavonoide, Gerbstoffe, Saponine.*

Haltbarkeit: *6 Monate, mit Muttermilch gemischt sofort anwenden*

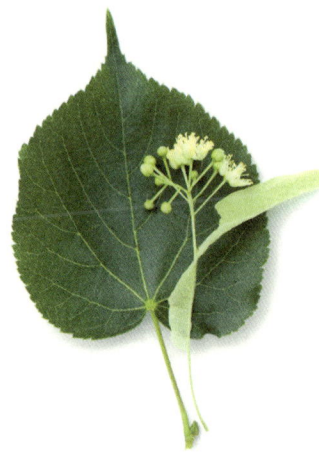

~ QUITTEN-HEILSALBE ~

Bei Brandwunden, Wundliegen, Hämorrhoiden oder Vaginaltrockenheit hilft diese Quitten-Heilsalbe, Beschwerden zu lindern und die Regeneration der Haut zu beschleunigen. Arzneien aus Quitte wurden bereits in der Antike angewendet. Die Quitten-Heilsalbe ist sowohl gesundheitsfördernd als auch ein Schönheitselixier.

✻

Quittenöl
1 Quitte, 300 ml Sonnenblumenöl

• Öl in einen beschichteten Topf füllen und die Quitte hineinraspeln. • Kerngehäuse raspeln oder zerkleinern, Quittenkerne herauslösen und dem Öl zugeben. • Quitte und Öl erhitzen, einmal aufkochen lassen und unter der Siedetemperatur 1 Stunde ziehen lassen. • Herdplatte ausschalten, Topf zudecken und über Nacht stehen lassen. • Am nächsten Tag erneut einmal aufkochen lassen und ½ Stunde unter der Siedetemperatur ziehen lassen. Am dritten Tag die Prozedur wiederholen. • Das Öl filtrieren und in eine Flasche füllen. Kühl und dunkel lagern.

✻

Quittensalbe
100 g Quittenöl, 10 g Wachs

• Wachs und Quittenöl in einem Topf erwärmen. • Sobald das Wachs geschmolzen ist, die Salbe in ein Glas füllen. • Kalt stellen.

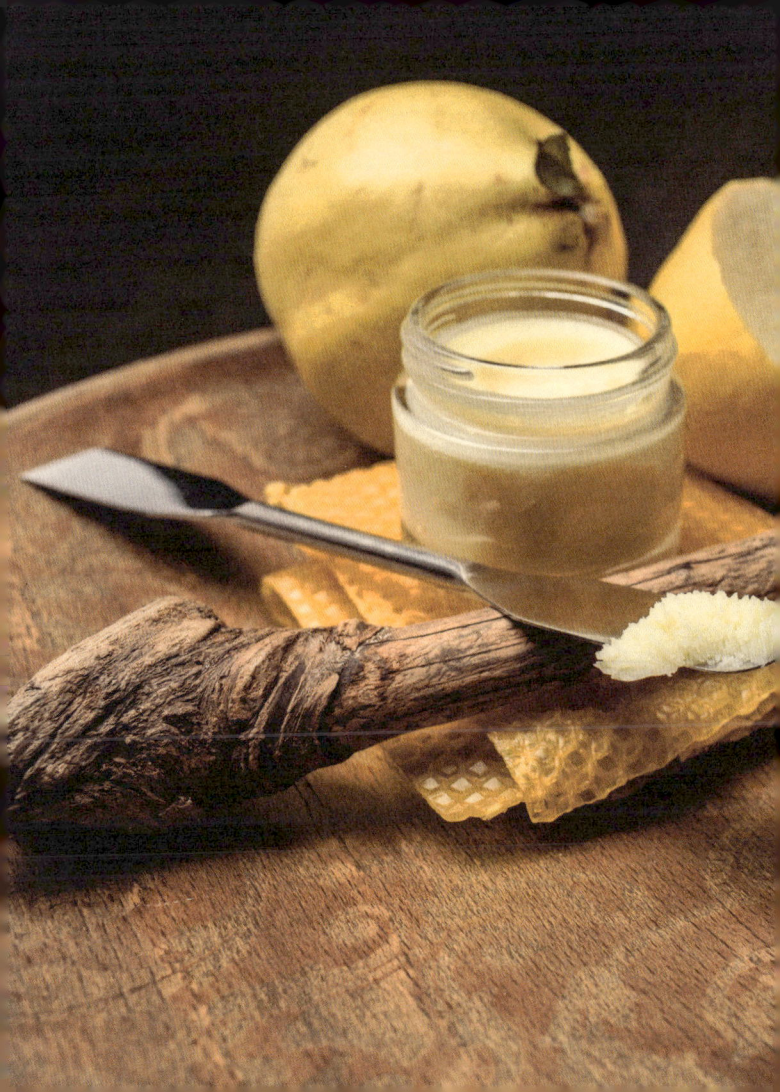

Quitte *(Cydonia oblonga)*. Wirkung: *entzündungshemmend, erweichend, wundheilend, zusammenziehend, entgiftend.* Wirkstoffe: *Pektin, Gerb- und Schleimstoffe, Ester, Vitamin C, Amygdalin.*

Haltbarkeit: *6 Monate*

~ ROSENBLÜTEN-ARZNEI ~

Die Rose duftet nicht nur betörend, sie ist auch eine wirksame Heilpflanze. *„Die Rose ist auch gut zu Tränken und Salben und zu allen Heilmitteln, wenn sie ihnen beigefügt wird; und sie sind um so besser, wenn ihnen etwas von der Rose beigefügt wird."* Mit der Rose behandelte die naturheilkundige Hildegard von Bingen trübe Augen, Jähzorn und Hautgeschwüre. Die Salbe kann von Kindern und Erwachsenen verwendet werden und hilft bei Kopfschmerzen, Verspannungen, Stress und unreiner Haut.

✳

1–3 duftende Rosenblütenköpfe
150 g Sheabutter

• Sheabutter in einem Topf zum Schmelzen bringen. • Rosenblüten abzupfen und in den Topf geben. • Mit einem Pürierstab zerkleinern. • Einmal aufkochen lassen, Temperatur reduzieren und ½ Stunde unter der Siedetemperatur ziehen lassen. • Eine weitere Stunde stehen lassen, danach die Salbe abseihen. • Die fertige Salbe in Tiegel füllen.

Rose (Rosa). Wirkung: *desinfizierend, zusammenziehend, entspannend, schmerzstillend, kühlend, abschwellend, entzündungshemmend, blutstillend.* Wirkstoffe: *ätherische Öle, Gerbstoffe.*

Haltbarkeit: *6 Monate*

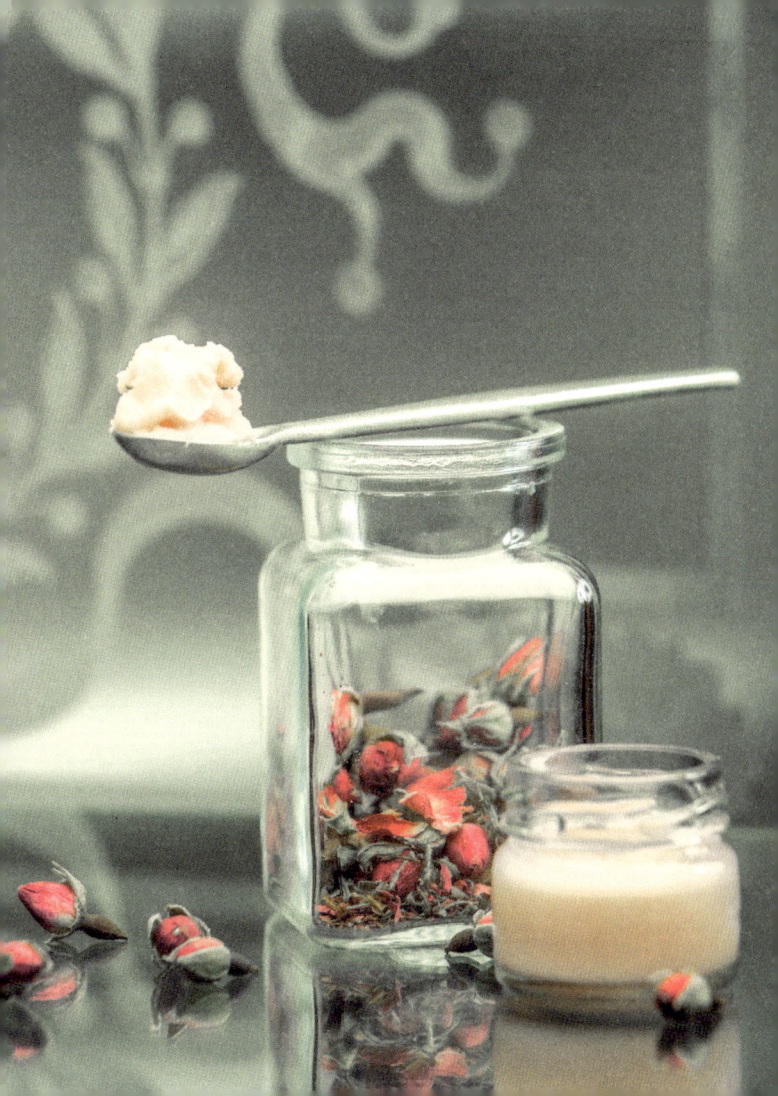

Efeu *(Hedera helix)*. Wirkung: *desinfizierend, wundheilend, entzündungshemmend, kühlend, zusammenziehend, gewebsstraffend.* Wirkstoffe: *Saponine, Hederin, Schleimstoffe, Harze, Falcarinol.*

Haltbarkeit: *6 Monate*

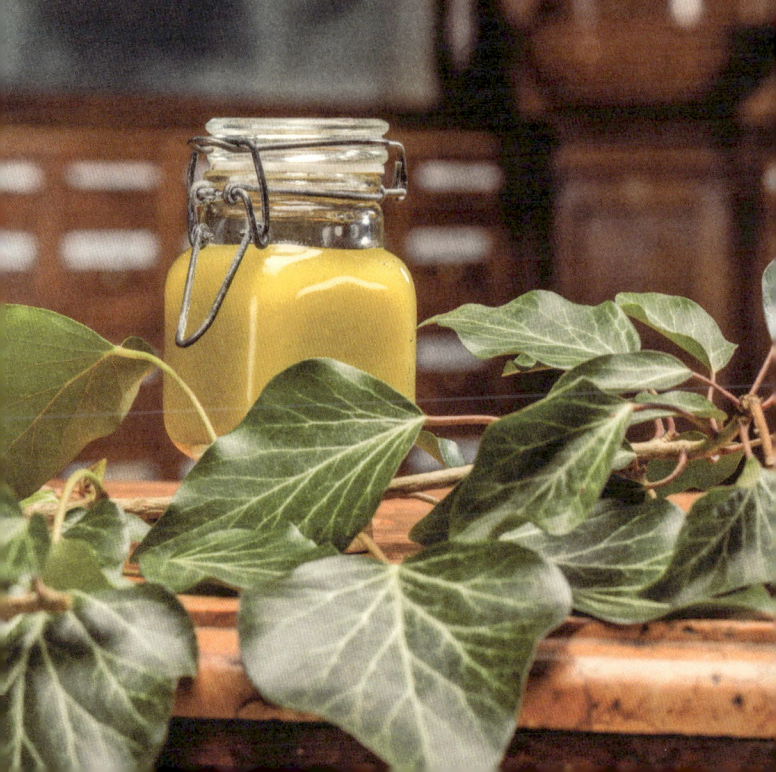

～ EFEUBEERENÖL-HEILSALBE ～

Alle kennen ihn, doch seine Heilwirkung ist weitgehend unbekannt. Heilsalben mit Efeu wirken hautstraffend, durchblutungsfördernd, hautglättend, wundheilend, desinfizierend, entzündungshemmend und erweichend. Efeu verfügt über einen besonderen Wirkstoff, Hederin, eine „Geheimwaffe" gegen unerwünschte Hautdellen.

✳

Efeubeerenöl
1 Handvoll Efeubeeren und Efeublätter
500 ml Olivenöl

• Beeren und Blätter klein schneiden oder mörsern. • In eine Flasche füllen und mit Olivenöl bedecken. • 1–2 Wochen stehen lassen, immer wieder schütteln. • Das Öl abseihen und in eine Flasche füllen. • Als Cellulite-Öl verwenden und sanft in die Haut einmassieren.

✳

Efeusalbe
100 ml Efeubeerenöl
20 g Wachs

• Öl und Wachs in einem Topf erwärmen, bis das Wachs schmilzt.
• Die fertige Salbe in Gläschen füllen.

~ SCHMERZSTILLENDE BILSENKRAUTSALBE ~

Bilsenkraut ist eine magische Pflanze, die fixer Bestandteil der Flug-
und Hexensalben war. In der Volksmedizin wurden mit der grünen
Bilsenkrautsalbe Schmerzen, Verspannungen, Krämpfe, Verrenkungen und Risse behandelt.

*

1–3 Triebspitzen Bilsenkraut mit Blüten oder grünen Früchten
200 ml Olivenöl, 20 g Wachs

• Bilsenkraut in kleine Stücke schneiden und gemeinsam mit dem
Öl in einen Topf geben • Zum Kochen bringen, Temperatur re-
duzieren und ½ Stunde unter der Siedetemperatur ziehen lassen.
• Herdplatte ausschalten und eine Stunde weiter ziehen lassen.
• Das Öl durch ein Feinsieb filtrieren und in einen Topf geben.
• Wachs zugeben und erwärmen, bis es schmilzt. • Die fertige Salbe
in Gläschen füllen.

Bilsenkraut *(Hyoscyamus)*. Wirkstoffe: *Alkaloide, v.a. Hyoscyamin,
Scopolamin.* Wirkung: *entspannend, aphrodisierend, entkrampfend,
schmerzstillend, berauschend.*

*Bitte beachten: Bilsenkraut kann in größeren Mengen toxisch wirken!
Nur kleine Mengen verwenden!*

Haltbarkeit: *1 Jahr*

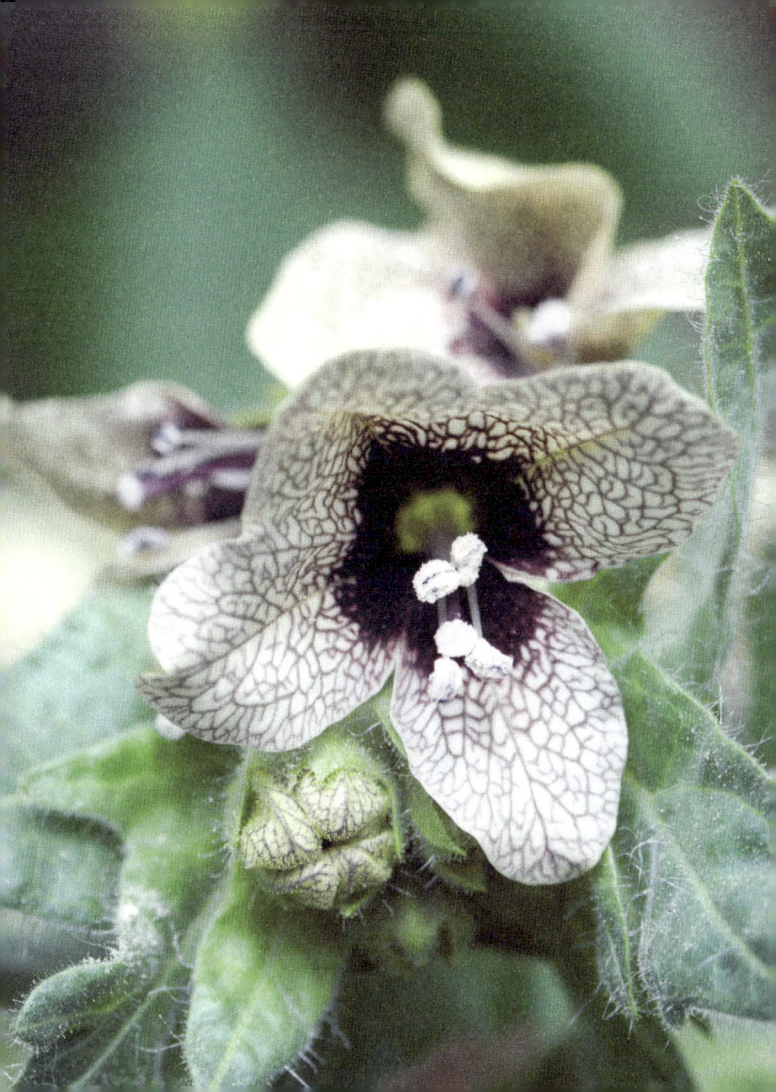

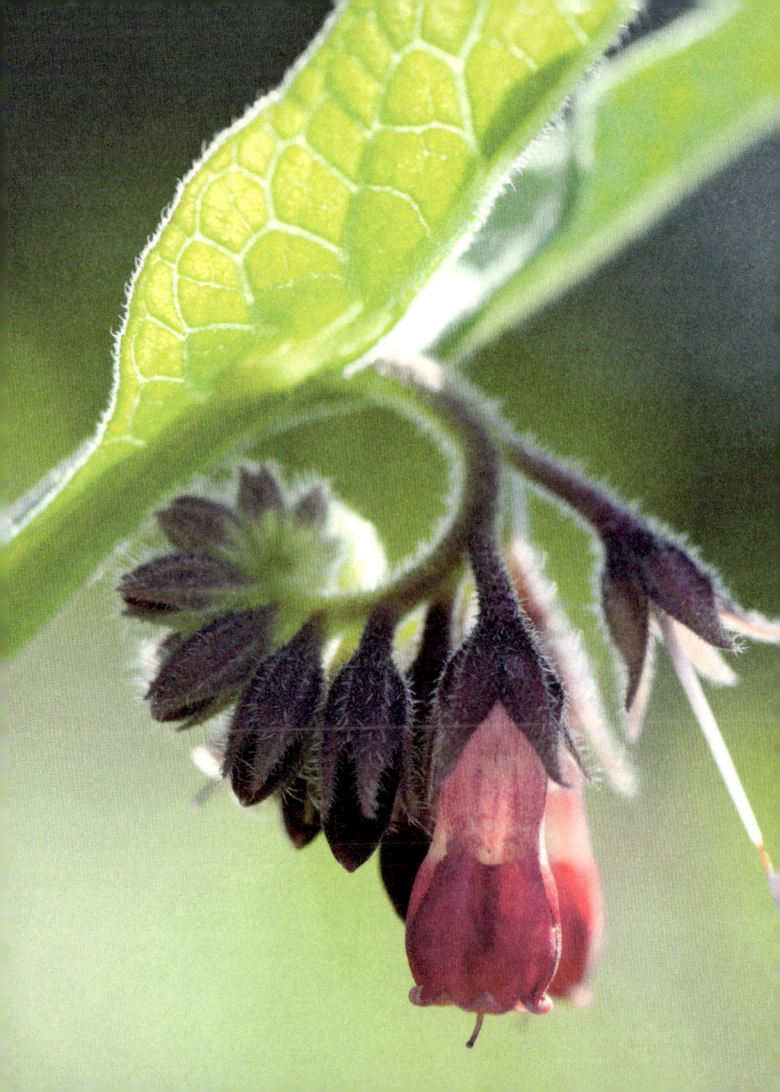

∼ WALLWURZ-SCHMIERE ∼

Beinwell „schmiert" die Gelenke und trägt die Wirkkraft in seinem Namen: „Bein" (Knochen) und „Wellen" (mittelhochdeutsch für wallen, zusammenwachsen). Der kräuterkundige Arzt Leonhart Fuchs empfahl im 16. Jahrhundert: *„Walwurtz (Beinwell) ist nützlich zu allerley wunden und beinbrüchen / darumb sie bey den wundärtzten in grossen ehren sol gehalten werden."* Diese Aussage belegt die moderne Medizin auch wissenschaftlich. Die Wirkung beruht auf Allantoin, einem Stoff, der gemeinsam mit den Schleimstoffen in der Pflanze Zellwachstumsprozesse unterstützt und die Bildung neuen Gewebes anregt. Die Heilsalbe hilft bei Prellungen, Knochenbrüchen, Ödemen, Wunden, Quetschungen, Blutergüssen, Verstauchungen und Rheuma. Es können auch Narbengewebe, Hautentzündungen, Psoriasis, Schmerzen, Verbrennungen oder Wunden behandelt werden.

✳

Beinwellöl
Frische Beinwellwurzeln, 250 g Olivenöl, 1 Prise Salz

• Beinwellwurzeln von Erde befreien und gut abwaschen. • Die sauberen Wurzeln mit einem Tuch abtrocknen. • Die Wurzeln in kleine Stücke schneiden oder mit einer Reibe raspeln. • In ein großes feuerfestes Einkochglas Wurzeln, Salz und die doppelte Menge Öl füllen. • Im Wasserbad oder im Backofen bei 100° 1 Stunde köcheln lassen. • Das Glas herausnehmen und 3–5 Tage bei Zimmertemperatur stehen lassen. Immer wieder schütteln. • Das Öl durch ein Feinsieb filtrieren und in eine Flasche füllen. Kühl und dunkel aufbewahren.

✳

Beinwellsalbe
100 ml Beinwellöl, 10 g Wachs

• Wachs und Beinwellöl in einem Topf erwärmen. • Sobald das Wachs geschmolzen ist, die Salbe in ein Glas füllen. • Kalt stellen, bis die Salbe fest wird.

Echter Beinwell *(Symphytum officinale).* Wirkung: *wundheilend, geweberegenerierend, abschwellend, schmerzlindernd, entzündungshemmend, erweichend, knochenwachstumsfördernd, blutstillend.* Wirkstoffe: *Allantoin, Cholin, Schleimstoffe, Gerbstoffe, Flavonoide, Kieselsäure, Alkaloide.*

Haltbarkeit: *3 Monate*

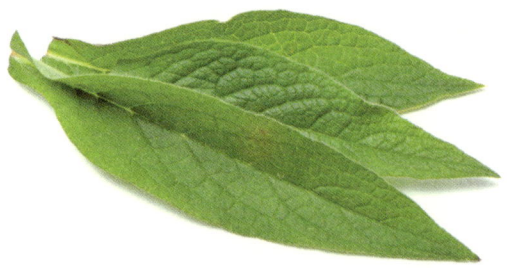

~ GERSTE-HEILMEDIZIN ~

Die Heilsalbe wirkt hautberuhigend, juckreizstillend, fördert die Regeneration beschädigter Haut und kann unterstützend bei Neurodermitis, Psoriasis, Akne, Rötungen, Hautreizungen und bei trockener, rissiger und beanspruchter Haut verwendet werden. Gerste ist eine besondere Heilpflanze, die zahlreiche gesundheitsfördernde Stoffe enthält. Als Extrakt, Bad oder Auflage lindert Gerste Hautentzündungen, reduziert Juckreiz und unterstützt den Aufbau gesunder Haut.

*

1 EL geschrotete Gerste
50 ml Wasser, 100 ml Hanföl, 15 g Wachs
50 g intensive Wegerichsalbe

• Gerste im Mörser zerkleinern. • Gerste und 50 ml Wasser in ein Schraubglas füllen und über Nacht stehen lassen. • Am nächsten Tag gemeinsam mit dem Öl in einen Topf geben. • Zum Kochen bringen, Temperatur reduzieren und ½ Stunde unter der Siedetemperatur ziehen lassen. • Herdplatte ausschalten und die Masse eine weitere Stunde ziehen lassen. • Öl durch ein Feinsieb filtrieren und in einen Topf geben. • Wachs zugeben und erwärmen, bis es schmilzt. • Topf vom Herd nehmen und stehen lassen, bis die Salbe lauwarm ist und beginnt fest zu werden. • Wegerichsalbe zugeben und mit der Gerstensalbe homogen vermischen. • Die fertige Salbe in Gläschen füllen.

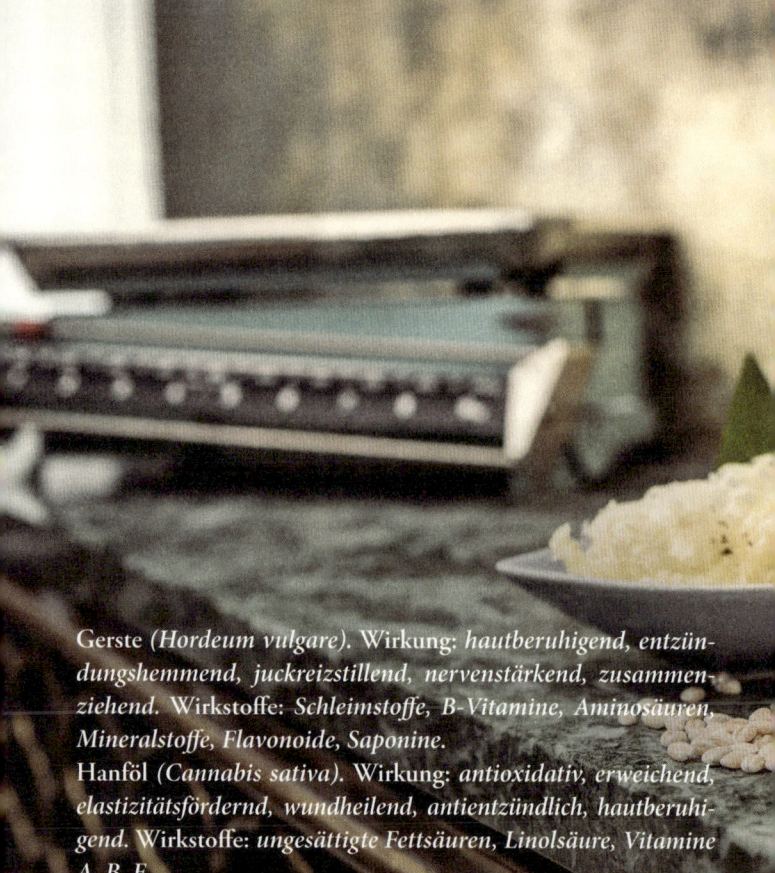

Gerste (*Hordeum vulgare*). Wirkung: *hautberuhigend, entzündungshemmend, juckreizstillend, nervenstärkend, zusammenziehend.* Wirkstoffe: *Schleimstoffe, B-Vitamine, Aminosäuren, Mineralstoffe, Flavonoide, Saponine.*

Hanföl (*Cannabis sativa*). Wirkung: *antioxidativ, erweichend, elastizitätsfördernd, wundheilend, antientzündlich, hautberuhigend.* Wirkstoffe: *ungesättigte Fettsäuren, Linolsäure, Vitamine A, B, E.*

Haltbarkeit: *1–2 Monate*

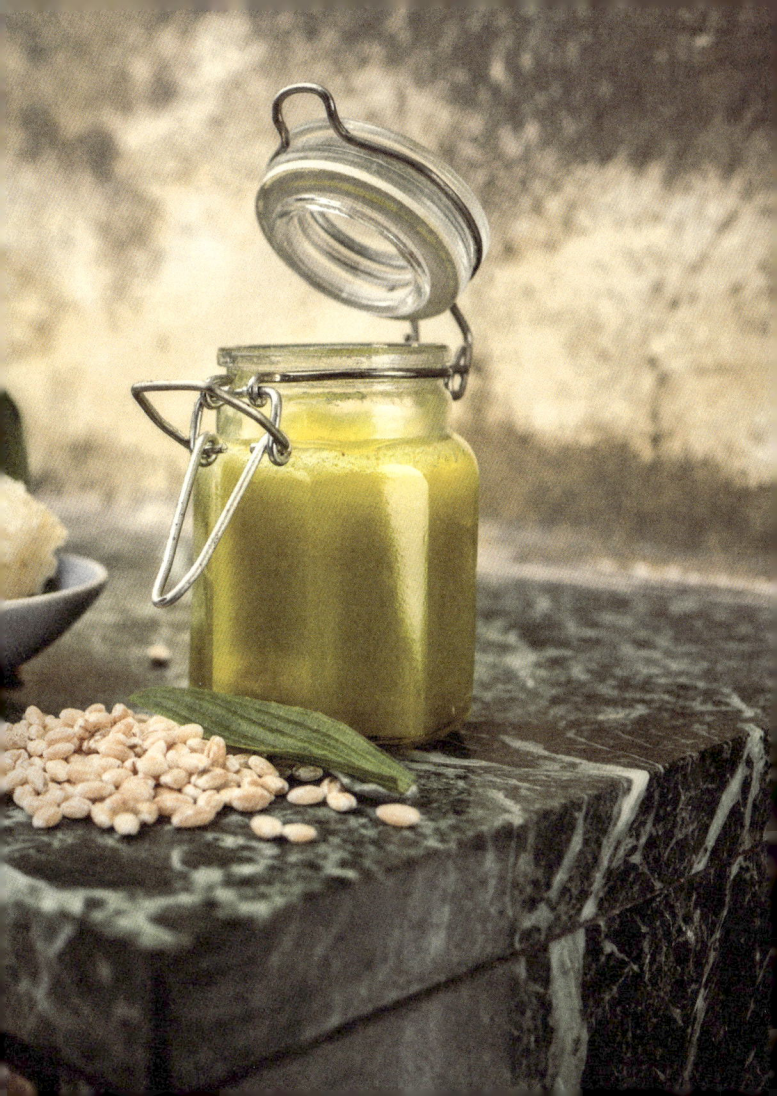

～ NOTFALLSALBE MIT WEGERICH ～

„Wie mit Goldfäden näht der Wegerich den klaffenden Riss zu und wie an Gold nie Rost ansetzt, so flieht dem Spitzwegerich jede Fäulnis." Mit dieser nahezu magischen Wirkung beschrieb der naturheilkundige Sebastian Kneipp den Wegerich. Als wirksame Notfallsalbe hilft Wegerich Blutungen, Hautekzeme, Verletzungen, Hämorrhoiden und Entzündungen schneller zu heilen. Besonders wirksam beruhigt die Heilsalbe Juckreiz, Schwellungen und Brennen nach Insektenstichen. Wegerich verdankt seine Wirkung Aucubin, einem Stoff mit antibiotischen, pilzhemmenden und antientzündlichen Eigenschaften. Die Heilsalbe kann mit allen Wegericharten wie Spitzwegerich, Breitwegerich oder Mittelwegerich zubereitet werden.

✳

1 Handvoll frische Wegerichblätter
250 ml Olivenöl , ¼ TL Salz , 20 g Wachs

• Wegerichblätter waschen, mit einem Küchentuch trocken tupfen und in Stücke schneiden. • Die halbe Blättermenge mit dem Öl in einen Topf geben. • Wegerichblätter mit dem Pürierstab zerkleinern. • Alles zum Kochen bringen, Temperatur reduzieren und 1 Stunde unter der Siedetemperatur ziehen lassen. • Das Öl abkühlen lassen und filtrieren. • Den restlichen Wegerich und Salz zugeben und mit dem Pürierstab zerkleinern. • 1 Stunde stehen lassen, danach das Öl durch ein feines Sieb filtrieren. • Bienenwachs in einen Topf geben, schmelzen lassen und vom Herd nehmen.

• Das Öl mit einem dünnen Strahl einarbeiten und dabei zügig umrühren, bis sich Öl und Wachs homogen vermischen. • Die fertige Salbe in Gläschen füllen.

Wegerich *(Plantago).* Wirkung: *wundheilend, pilzhemmend, antibakteriell, juckreizberuhigend, blutstillend, hautregenerierend, zusammenziehend, reizmildernd, entzündungshemmend, erweichend, kühlend.* Wirkstoffe: *Aucubin, Saponine, Schleimstoffe, Gerbstoffe, Kieselsäure, Vitamine.*

Haltbarkeit: *1–2 Monate*

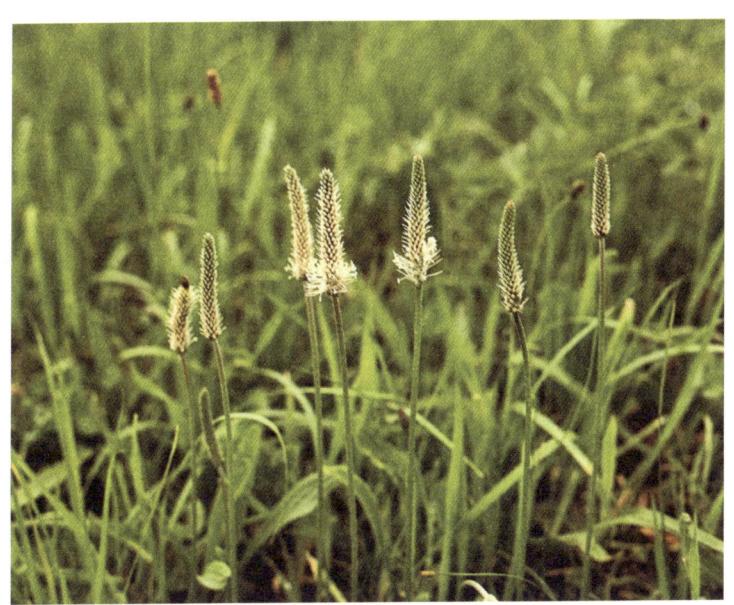

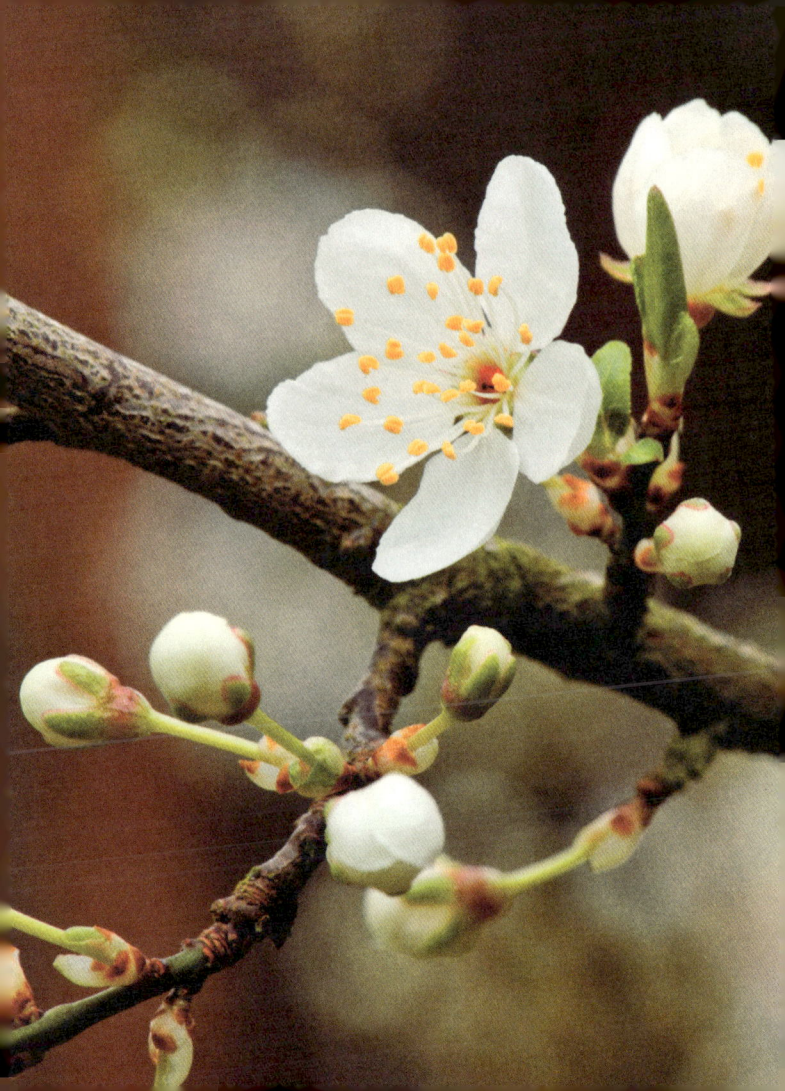

~ KIRSCHBAUM-RINDENSALBE ~

Diese Heilsalbe aus Kirschbaumrinde unterstützt die natürliche Hautregeneration, fördert die Wundheilung, wirkt abschwellend, entzündungshemmend, blutstillend, desinfizierend und hautberuhigend. Sie kann bei Verbrennungen, Hautverletzungen, Entzündungen und Hautirritationen angewendet werden. Der Kirschbaum ist heute ein in Vergessenheit geratener Heilbaum. Kirschbaumrinde hat gute antientzündliche Eigenschaften, enthält keimtötende, desinfizierende, fiebersenkende, wundheilende Wirkstoffe und fördert die Regeneration verletzter Haut. In der Medizin der Indianer Nordamerikas wurden mit Extrakten aus Kirschbaum offene Wunden, Hautgeschwüre, Hautinfektionen, Furunkeln oder Hautpilze behandelt. Das Kirschgummi, ein bei Verletzungen des Baumes aus der Rinde fließendes Sekret, ist ein wirksames Naturpflaster und kann bei Verbrennungen, Irritationen und Verletzungen der Haut aufgetragen werden.

✱

1 Kirschenzweig (ca. 50 cm lang)
¼ TL Kirschgummi, 100 g Wasser, 200 ml Öl
1 Prise Salz, 20 g Wachs

• Kirschgummi im Mörser pulverisieren. • Kirschbaumrinde mit einem scharfen Messer abziehen und in kleine Stücke schneiden. • Kirschgummi, Rinde, Salz und Wasser in ein Schraubglas füllen und über Nacht stehen lassen. • Am nächsten Tag mit dem Öl in einen Topf geben und zum Kochen bringen. • Einmal aufkochen lassen, Temperatur reduzieren und unter der Siedetemperatur eine Stunde ziehen lassen. • Öl durch ein Feinsieb filtrieren und in einen Topf geben. • Wachs zugeben und erwärmen, bis es schmilzt. • Mit dem Pürierstab glatt rühren und die fertige Salbe in Gläschen füllen.

Kirschbaum *(Prunus avium)*. Wirkstoffe: *Gerbstoffe, Amygdalin, Allantoin, Salicyl.* Wirkung: *zusammenziehend, fiebersenkend, desinfizierend, antibiotisch, wundheilend, hautschützend.*

Haltbarkeit: *1–3 Monate*

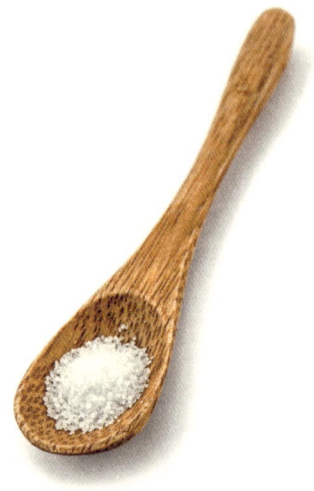

～ BRATAPFEL-SCHUTZSALBE ～

Die Ingredienzien dieses Balsams lesen sich wie eine Speisekarte, dennoch handelt es sich um eine wohltuende Salbe. Der Apfel enthält Fruchtsäure, Pektine und zahlreiche Vitamine und regt damit die Zellerneuerung an. Walnüsse und Rosinen enthalten hautberuhigende Stoffe, Zimt und Muskat sind antibiotisch und stimmungsaufhellend. Die Kakaobutter macht die Haut weich und geschmeidig und fördert die Hautelastizität. Die Salbe kann bei trockener, rissiger, spröder Haut, Kopfschmerzen, kleinen Schnitten und Hautverletzungen angewendet werden.

✳

1 Apfel, je ¼ TL Zimt und Muskat, pulverisiert
1 TL Rosinen, 3 Walnüsse, 1 EL Rum, ½ TL Honig
100 g Kakaobutter, 100 ml Sonnenblumenöl

• Rosinen und Walnüsse klein hacken, in eine Tasse geben und mit dem Honig und Rum übergießen. Gut vermengen und 1 Stunde ziehen lassen. • Apfel in kleine Stücke schneiden, mit Öl vermischen und in einen Topf geben. • Ein paar Minuten anrösten lassen, danach die Temperatur reduzieren und die eingeweichten Rosinen und Walnüsse zugeben. • Kakaobutter zufügen und schmelzen lassen. Balsam eine ½ Stunde auf kleinster Stufe ziehen lassen, immer wieder umrühren. • Herdplatte ausschalten, Gewürze zugeben und weitere 5 Minuten ziehen lassen. • Balsam durch ein Feinsieb filtrieren. • In saubere Gläschen füllen und kalt stellen.

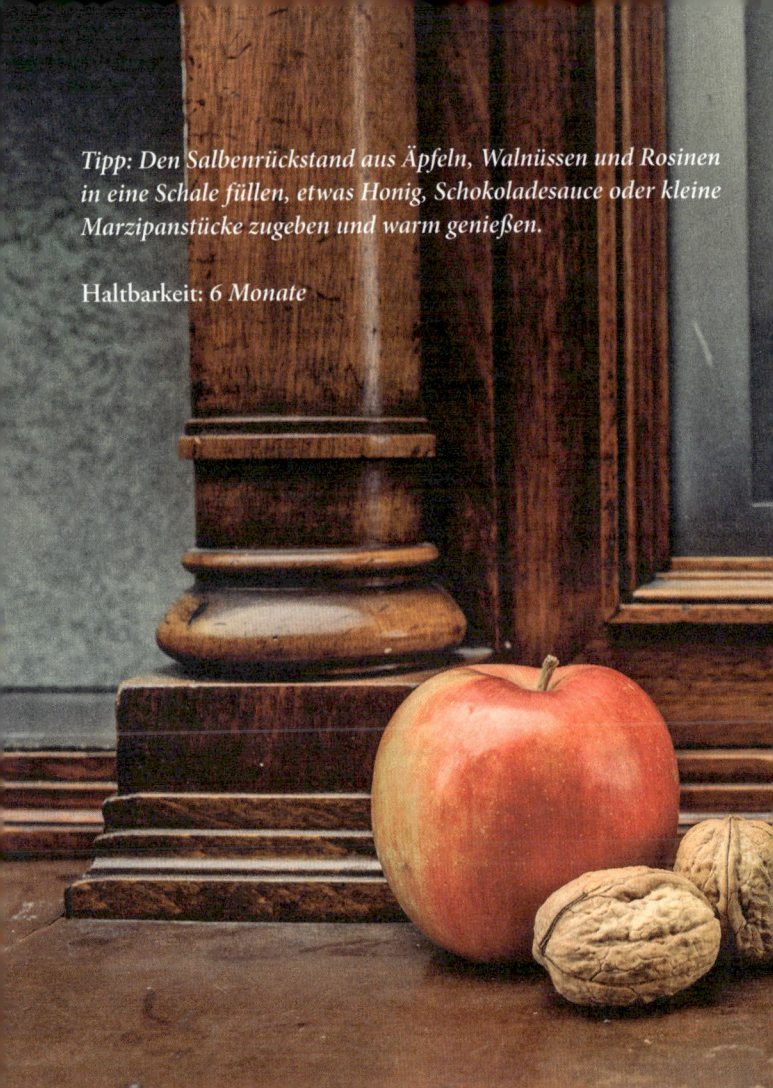

Tipp: Den Salbenrückstand aus Äpfeln, Walnüssen und Rosinen in eine Schale füllen, etwas Honig, Schokoladesauce oder kleine Marzipanstücke zugeben und warm genießen.

Haltbarkeit: *6 Monate*

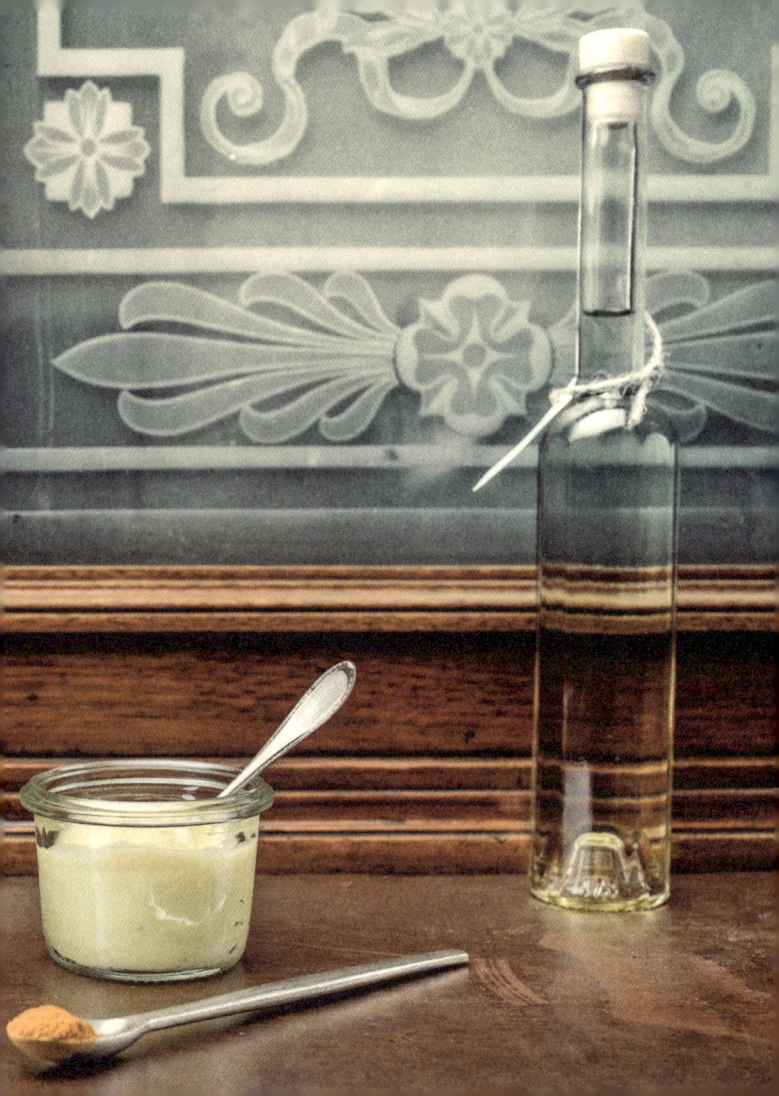

∼ HAUSWURZSALBE DER PHILIPPINE WELSER ∼

In der Volksmedizin des Mittelalters galten die Heilkräfte der Hauswurz als nahezu magisch. Angewendet wurde sie bei Brandverletzungen, Blutungen, Wunden, Hautgeschwüren, Fieber, Quetschungen, Warzen oder Tumoren. 1545 überlieferte die pharmaziekundige Frau des Landesfürsten von Tirol, Philippine Welser, die Rezeptur einer Hauswurzsalbe: *„Hauswurz dick einkochen, Arnikasaft dazugeben, ganz wenig Harz und etwas Schweineschmalz zuletzt mitkochen, vom Feuer ziehen und solange verrühren, bis alles kalt und steif ist. Die Salbe ist sehr gut bei Verletzungen und frischen Wunden."*

✳

1 Tasse klein geschnittene Hauswurzblätter
1 Tasse Wasser, 3 EL Arnikasaft, 1 EL Lärchenpech
1–2 EL Fett (Sheabutter, Schmalz) oder Basissalbe

• Hauswurzblätter und Wasser im Mörser oder im Mixer zerkleinern. • Saft durch ein Tuch gut auspressen und mit einem Topf auffangen. • Den Hauswurzsaft zum Kochen bringen und auf die Hälfte einreduzieren lassen. • Herdplatte ausschalten. Arnikasaft, Lärchenpech und Fett hinzugeben. • Gut umrühren, bis sich alle Zutaten verbinden. • Topf in ein Eisbad stellen und zügig umrühren, bis die Salbe fester wird. • Die fertige Salbe in einen Tiegel füllen. Kühl und dunkel aufbewahren.

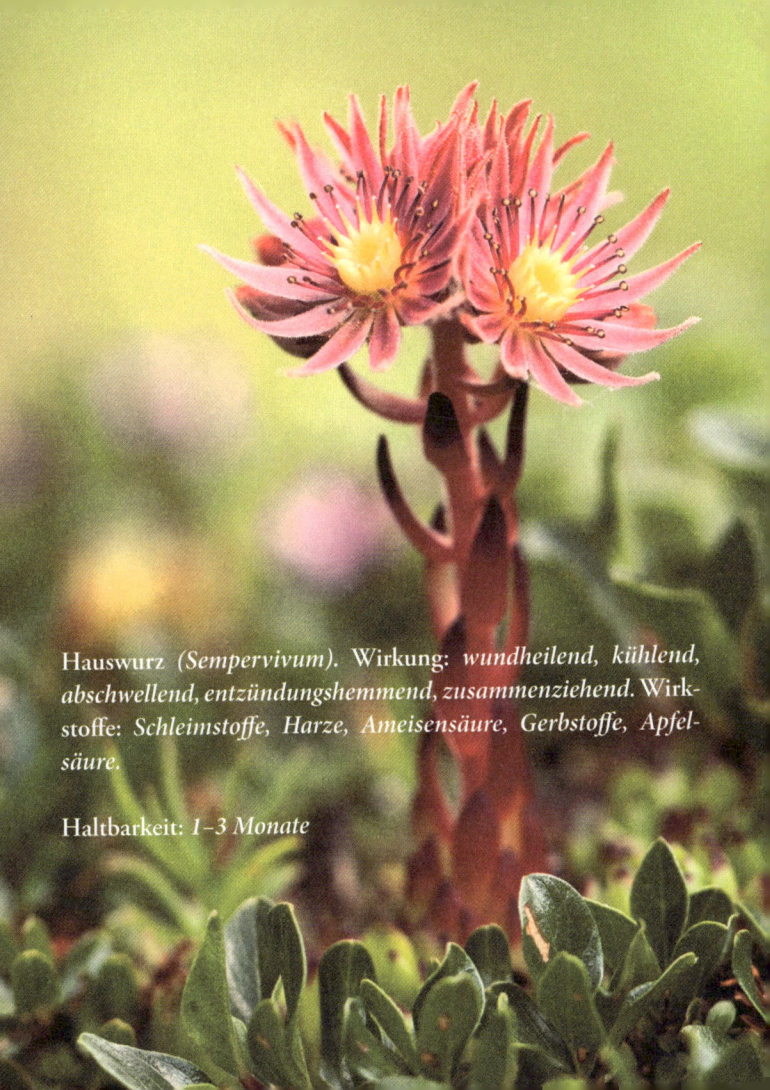

Hauswurz *(Sempervivum).* Wirkung: *wundheilend, kühlend, abschwellend, entzündungshemmend, zusammenziehend.* Wirkstoffe: *Schleimstoffe, Harze, Ameisensäure, Gerbstoffe, Apfelsäure.*

Haltbarkeit: *1–3 Monate*

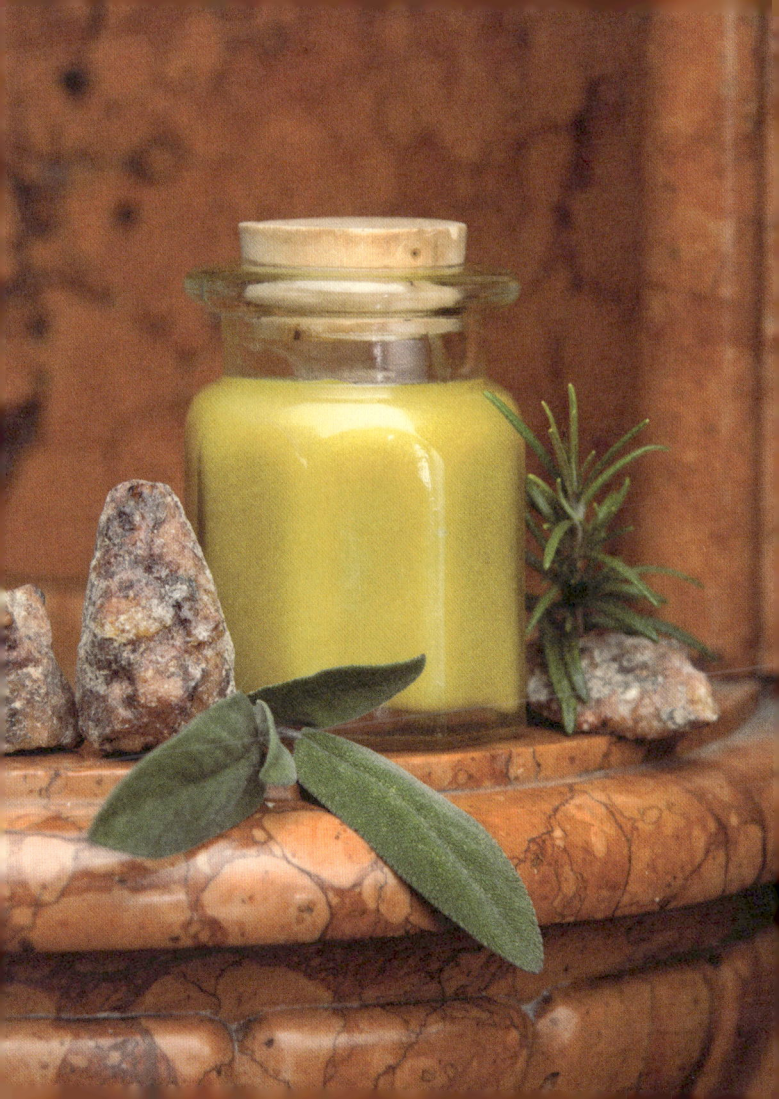

~ GRÜNE ZUGSALBE AUS WALD UND WIESE ~

Zugsalben aus Harzen sind eng mit der Kulturgeschichte des Alpenraums verwoben. Das kraftvolle „Blut" der Bäume, die Harze, haben eine durchblutungsfördernde, schmerzlindernde, entzündungshemmende, wärmende und herausziehende Wirkung. Durch diese heilenden Eigenschaften werden mit Harzsalben zahlreiche Beschwerden wie Rheuma, Gicht, Husten, Bronchitis, Geschwüre, Infektionen oder Schwellungen gelindert. Die Grüne Zugsalbe kann sowohl sanft in die Haut eingerieben als auch auf ein Pflaster aufgetragen werden. Gemeinsam mit Kräutern ist sie eine Urmedizin der Natur, die die Gesundheit der Menschen bis heute unterstützen. Der Philosoph Johann Amos Comenius schrieb: *„Die Menschen müssen in der Weisheit weniger aus Büchern unterwiesen werden, sondern aus dem Himmel, der Erde, den Eichen und Buchen."* Lernen wir also, aus dem Buch der Natur zu lesen!

✱

1 Tasse heilsame Wiesenkräuter
(z.B. Salbei, Frauenmantel, Schafgarbe, Hirtentäschel, Thymian)
1 Tasse Blätter heilsamer Bäume
(z.B. Birke, Linde, Ahorn, Fichte, Lärche, Eiche, Walnuss)
150 g Lärchen-, Fichten- und/oder Tannenharz
250 ml Öl, 20 g Wachs

• Kräuter klein schneiden. • Harz im Mörser pulverisieren. • Kräuter, Öl und Harz in einem beschichteten Topf langsam erhitzen.

• Immer wieder umrühren und unter der Siedetemperatur ziehen lassen. Nicht kochen. • So lange am Herd lassen, bis das Harz vollständig geschmolzen ist. Immer wieder umrühren. • Topf an einem warmen Ort über Nacht stehen lassen. • Am nächsten Tag die Salbe erwärmen und durch ein Feinsieb filtrieren. • Wachs zugeben, erwärmen, bis es schmilzt, und die fertige Salbe in Gläschen füllen.

Harze der Tanne, Lärche, Kiefer oder Fichte. Wirkung: *antibiotisch, pilzhemmend, wundheilend, herausziehend, entzündungshemmend, durchblutungsfördernd, wärmend, schmerzlindernd.* Wirkstoffe: *ätherische Öle, Pinene, Harzsäuren, Bitterstoffe.*

Haltbarkeit: *1 Jahr*

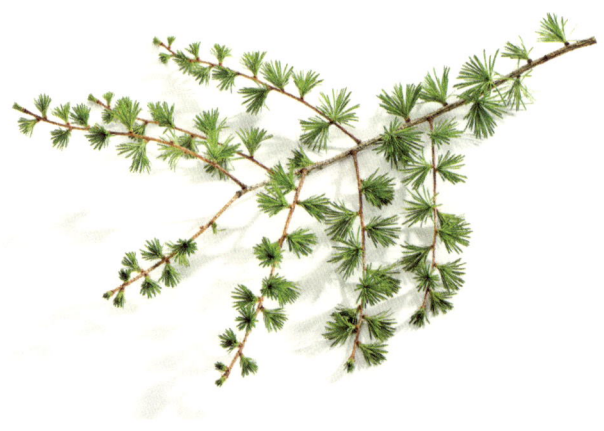

∼ TANNEN-HEILSALBE ∼

Hildegard von Bingen schrieb über die Heilkraft der Tanne: *„Und wenn jemand Kopfschmerzen hat, an Gicht leidet oder hirnwütig ist oder geisteskrank ist und dessen Stärke im Herzen versagt, dann salbe mit dieser Salbe zuerst sein Herz und sogleich … salbe seinen Kopf mit dieser Salbe … und sein Kopf wird die Gesundheit wiedererlangen und seine Sinne kehren wieder."* Die Heilsalbe wirkt kühlend und entspannend bei Nervosität, Überhitzung, Stress und hilft bei Muskelschmerzen, Zerrungen und Verrenkungen. Sie kann als Auflage verwendet oder an den betroffenen Stellen sanft einmassiert werden. Bei Kopf- und Nackenschmerzen leicht an den Schläfen einmassieren. Die Salbe hilft auch bei Bienenstichen.

✱

3 EL frische Tannenwipfel oder -nadeln
15–20 Blätter Minze, 1 Blatt Aloe Vera
200 g Kokosfett, 10 g Wachs

• Kokosfett in einem Topf erwärmen, bis es flüssig wird. • Wipfel und Minze zugeben und mit dem Pürierstab zerkleinern. • Zum Kochen bringen, Temperatur reduzieren und 1 Stunde unter der Siedetemperatur ziehen lassen. • Abkühlen lassen und das Öl filtrieren. • Öl und Wachs in einen Topf geben, schmelzen lassen und vom Herd nehmen. • Aloe-Vera-Blatt längs schneiden, das Gel herauslösen und in den Topf geben. • Mit dem Pürierstab homogen mixen und die fertige Salbe in Gläschen füllen.

Tanne *(Abies)*. Wirkung: *antibakteriell, zusammenziehend, kühlend, straffend, entzündungshemmend.* Wirkstoffe: *ätherische Öle, Picein, Gerbstoffe, Terpentinöl.*

Minze *(Mentha)*. Wirkung: *antibiotisch, desinfizierend, beruhigend, nervenberuhigend, wundheilend, durchblutungsanregend.* Wirkstoffe: *Menthol, ätherische Öle, Flavonoide, Gerbstoffe.*

Aloe Vera *(Aloe)*. Wirkung: *reizlindernd, feuchtigkeitsspendend, abschwellend, kühlend.* Wirkstoffe: *Schleimstoffe, organisches Wasser, Aminosäuren, Tannine, Saponine, Vitamine und Mineralstoffe.*

Haltbarkeit: *1 Jahr*

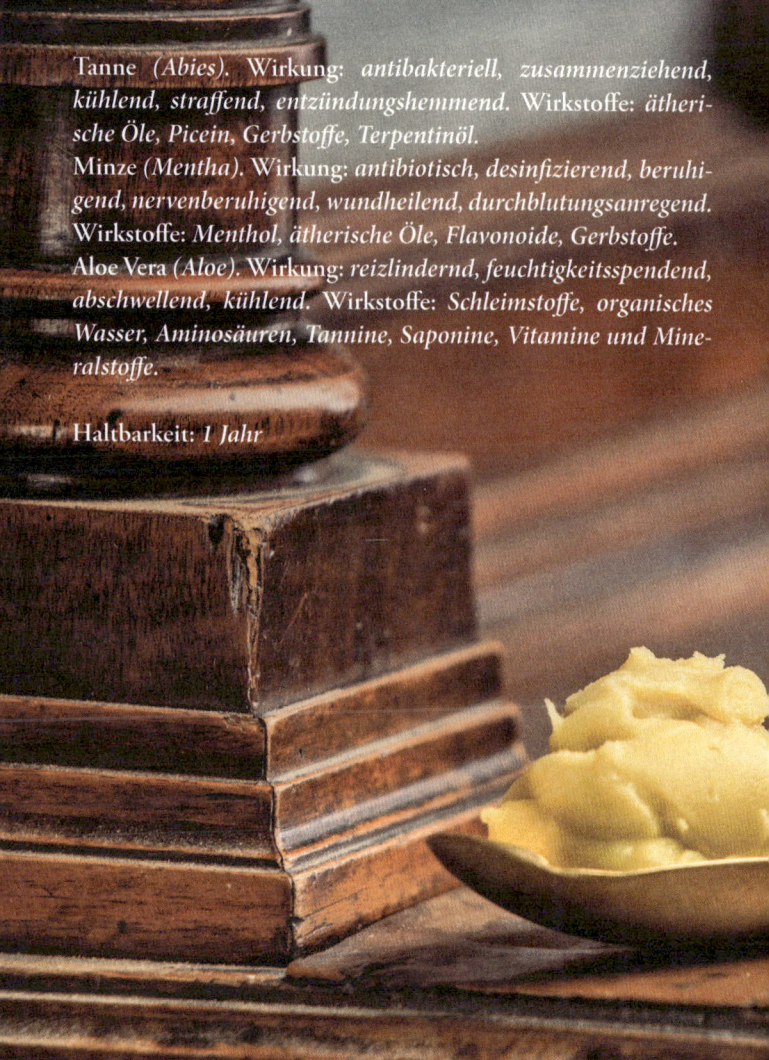

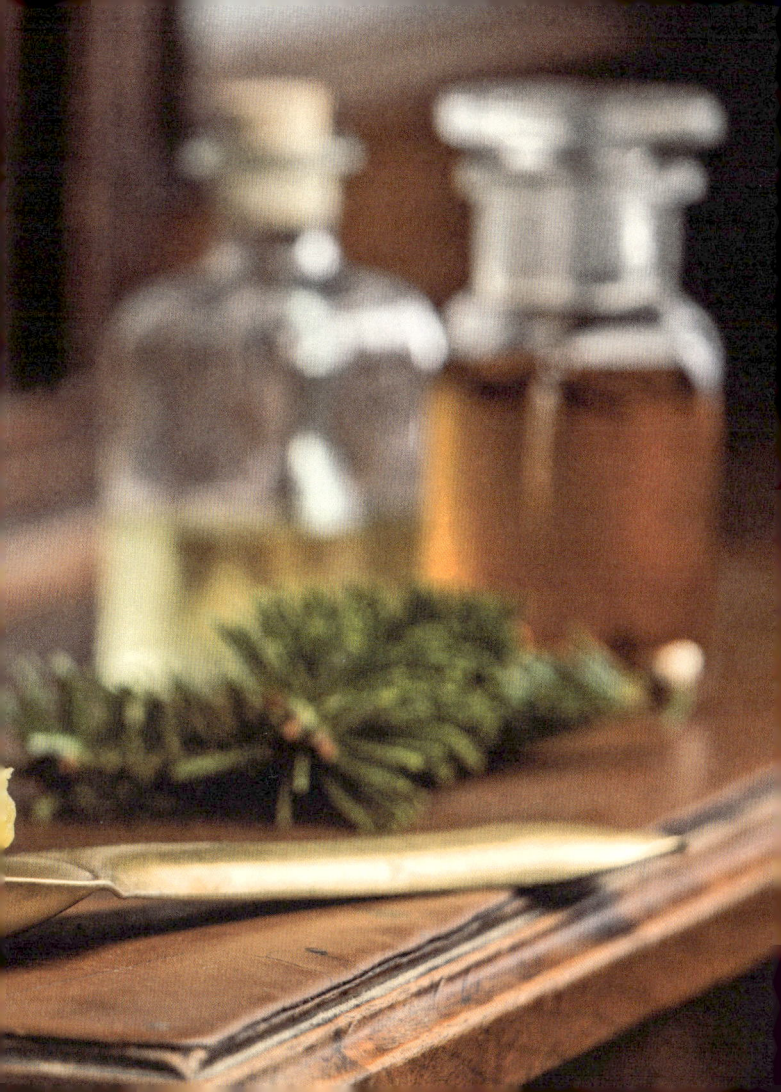

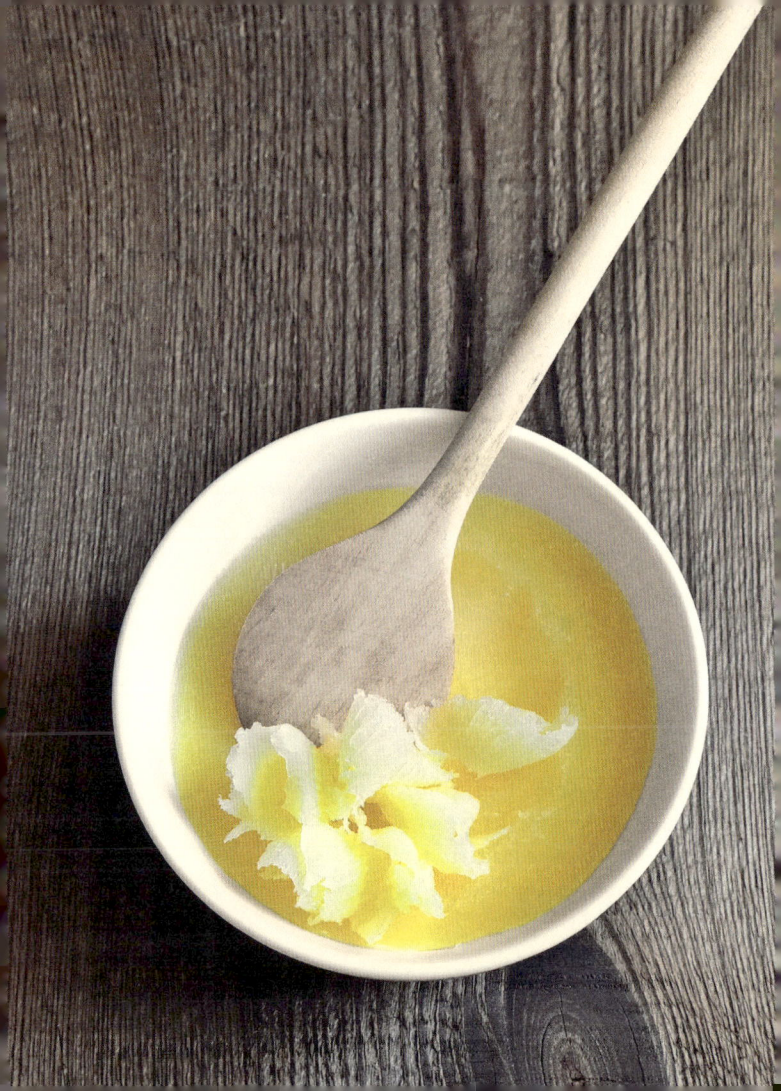

∼ BASISZUBEREITUNGEN ∼

✳

Basissalbe
100 ml Öl, 10 g Wachs

• Öl und Wachs in einem Topf zum Schmelzen bringen. • Salbe in Gläschen füllen.

Ghee/Geklärte Butter

Butter wurde in der Volksmedizin traditionell für seine wärmende, schmerzstillende, wundheilende und hautregenerierende Wirkung verwendet. Sie wird seit Tausenden von Jahren weltweit zu Heilzwecken eingesetzt. Hier ist zu vermerken, dass für Heilzwecke nur Butter von nicht gestressten Tieren (aus der biologischen, artgerechten Landwirtschaft) verwendet werden soll.

✳

1 kg Butter

• Butter in einem Topf erhitzen und zum Kochen bringen. • Köcheln lassen, bis der Schaum zu stocken beginnt, danach die Temperatur etwas reduzieren. • Weiter köcheln lassen, bis sich das Fett klärt und der Topfboden zu sehen ist. • Abdrehen und 1 Stunde stehen lassen. • Durch ein Feinsieb filtrieren und in Gläser füllen. Ergibt ca. 700 g Ghee.

~ BEZUGSQUELLEN ~

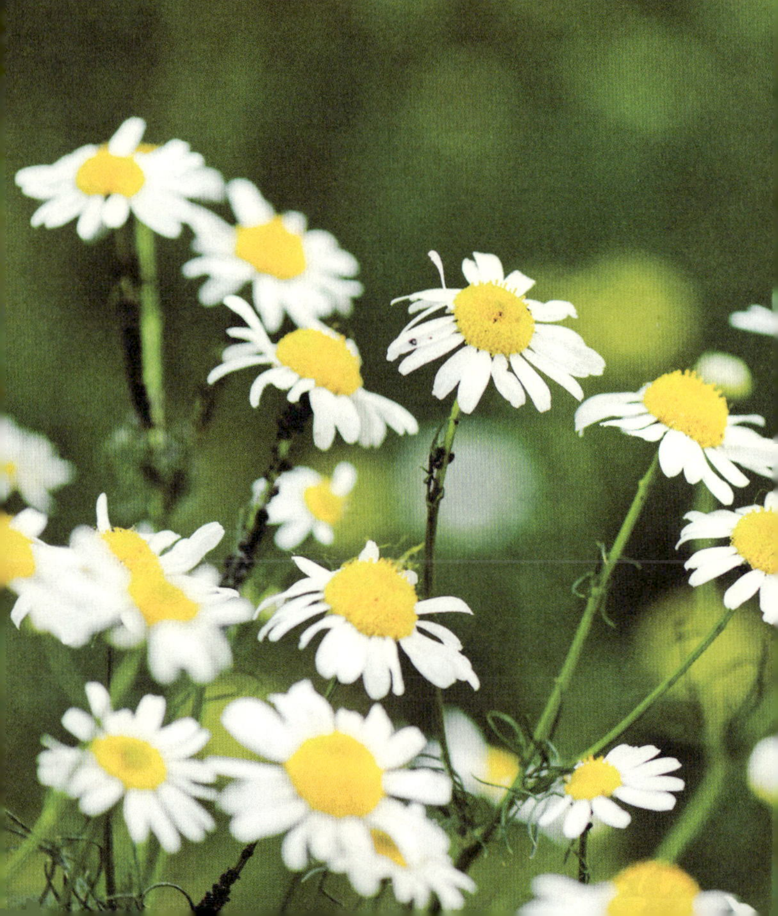

Alle Zutaten für die Salbenherstellung können im Bioladen, im Supermarkt, in der Apotheke oder bei lokalen Produzenten gekauft werden.
Die Heilpflanzen können im eigenen Garten oder an sauberen Plätzen in der Natur gesammelt werden.

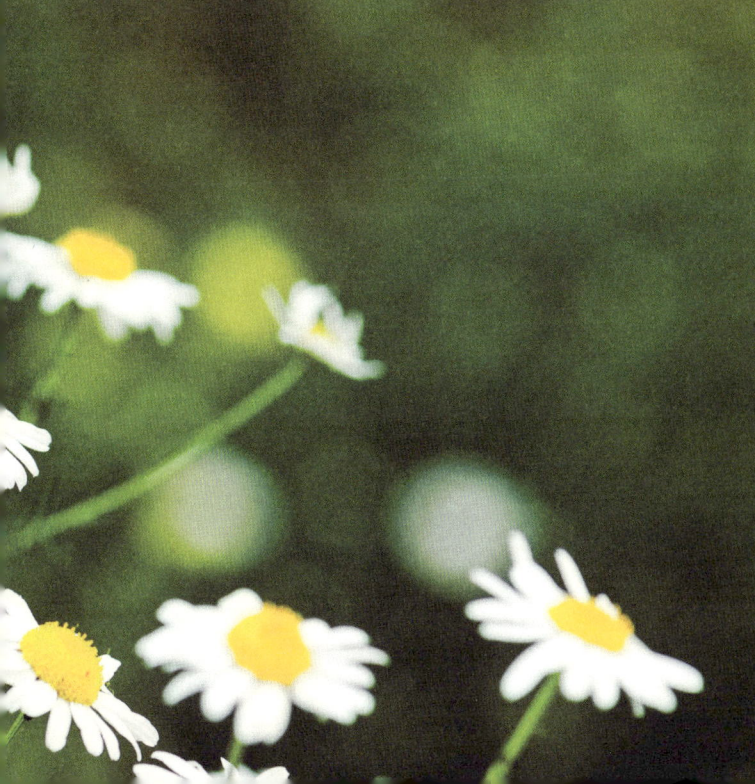

∼ ÜBER DIE AUTORIN ∼

Gabriela Nedoma ist Naturpädagogin und Expertin für biologische Hautpflege und Grüne Kosmetik. Sie initiierte das Projekt *Natur schützt Haut* und unterrichtet im Lehrgang Grüne-Kosmetik-Pädagogik die Grundlagen naturbelassener Hautpflege. Als Buchautorin und gefragte Naturreferentin engagiert sie sich in Projekten an Schulen und in der Erwachsenenbildung für ein Leben im Einklang mit der Natur. Gabriela Nedoma lebt mit ihrem Mann in Niederösterreich.

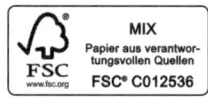

© 2015 Servus bei Benevento Publishing, Salzburg. Eine Marke der Red Bull Media House GmbH. E-Mail: info@servus-buch.at. Fotos Salben: Jürgen Skarwan; Vorsatz: fotolia, S. 2 Alamy / mauritius images, S. 7: Werner Fellner / fotolia, S. 10: Petra Barz / fotolia, S. 13: image broker / mauritius images, S. 16: Westend61 / mauritius images, S. 21: Christian Hütter / image broker / mauritius images, S. 26: fotolia, S. 34: fotolia, S. 36: image broker / mauritius images, S. 41: Artur Cupak / mauritius images, S. 42: MAP / Flora Press, S. 44: fotolia, S. 53: GWI / Flora Press, S. 54: Alexandre Petzold / Biosphoto / Flora Press, S. 56: image broker / mauritius images, S. 61: H. Schwarz / mauritius images, S. 62: Alamy / mauritius images, S. 64: fotolia, S. 69: Benjamin Bachmair / image broker / mauritius images, S. 72: Creativ Studio Heinemann / mauritius images, S. 76: fotolia, S. 78/79: Valeriya Potapova / fotolia. Redaktion: Birgit Moltinger, Anja Kellner. Lektorat: Melanie Knünz. Titelsatz aus einer Kalligrafie von Karl Starzer, Satz aus der Adobe Garamond Pro, der Minion Pro, der Myriad Pro sowie der Praxis LT Pro. Art Direction: Peter Feierabend. Gestaltung und Satz: Anne-Claire Martin. Gebunden in Fadenheftung. Druck und Bindung: Druckerei Theiss. Gedruckt in Österreich.
ISBN 978-3-7104-0040-7
2 3 4 5 6 7 8 / 17 16 15
www.servus-buch.at